陈修园医学丛书

金匮方歌括

清·陈修园　撰

林明和　校注

中国中医药出版社

·北　京·

图书在版编目（CIP）数据

金匮方歌括/（清）陈修园撰；林明和校注．—北京：中国中医药出版社，2016.5（2024.12 重印）
（陈修园医学丛书）
ISBN 978-7-5132-2357-7

Ⅰ.①金…　Ⅱ.①陈…　②林…　Ⅲ.①《金匮要略方论》—方歌　Ⅳ.①R222.37

中国版本图书馆 CIP 数据核字（2015）第 039414 号

中 国 中 医 药 出 版 社 出 版
北京经济技术开发区科创十三街31号院二区8号楼
邮政编码　100176
传真　010-64405721
廊坊市祥丰印刷有限公司印刷
各地新华书店经销
*
开本 880×1230　1/32　印张 5　字数 91 千字
2016 年 5 月第 1 版　2024 年 12 月第 8 次印刷
书　号　ISBN 978-7-5132-2357-7
*
定价　19.00 元
网址　www.cptcm.com

如有印装质量问题请与本社出版部调换（010-64405510）

服务热线　010-64405510
购书热线　010-89535836
微信服务号　zgzyycbs
微商城网址　https://kdt.im/LldUGr
官方微博　http://e.weibo.com/cptcm
天猫旗舰店网址　https://zgzyycbs.tmall.com

陈修园医学丛书

编委会

内容提要

陈修园（1753—1823），名念祖，号慎修，福建长乐人，清代著名医学家、教育家。《金匮方歌括》为陈修园的代表著作之一，约成书于道光十年（1830）。全书共分 6 卷，歌括 166 首。每方先摘录《金匮要略》有关原文，次为歌括，殿之方解。对“前贤名言精论，千古不磨者，本集或于歌中，或于注中，采集不遗”，并间附己见或治验。正可谓言近意远，云蒸霞蔚，医文并茂，雅俗共赏。

前　言

陈念祖，字修园、良友，号慎修，福建省长乐县江田乡溪眉村人。生于清乾隆十八年（1753），卒于清道光三年（1823），终年七十岁。是清代著名医学家、教育家。

陈修园早年丧父，家境贫寒。幼时从祖父陈居廊（字天弼）读经史，兼习医学。嘉庆六年（1801）涉足仕途，最初到直隶保阳（今保定市）供职。历任河北省磁县、枣强县和威县知县、同知。嘉庆二十二年（1817）又升任直隶州知州，次年代理正定府知府。陈氏在涉足仕途的十几载光景里，以张仲景为榜样，究心民瘼，政绩显著，且念念不忘济世救人，亦官亦医。嘉庆二十四年（1819），陈修园因年老告归，时年66岁。归闽后，致力于医学，在福州的嵩山井上草堂，一面讲学，一面伏案著书，孜孜不倦。老骥伏枥，志在千里，终以医名流芳于后世。

陈修园的一生孜孜不倦，从事医学知识普及工作，业经肯定的著作有《南雅堂医书全集》（即《陈修园医书十六种》）。《南雅堂医书全集》是清代优秀中医药从书之一，包括《灵素节要浅注》《金匮要略浅注》《金匮方歌括》《伤寒论浅注》《长沙方歌括》《医学实在易》《医学从众录》《女科要旨》《神农本草经读》《医学三字经》《时方妙用》《时方歌括》《景岳新方砭》《伤寒真方歌括》《伤寒医诀串解》《十药神书注解》十六种。其内容丰富，包括中医经典著作注解、基础理论、诊断学、方药学以及临床各科治疗学。其文字质朴洗炼，畅达优美，深入浅出，从博返约，切于实用。200多年来流传广泛，影响深远，是中医自学与教学的重要书籍。

《医学三字经》为中医四小经典之一。由博返约，朗朗上口，易学易记，发后学之蒙，得而会喜曰“医学实在易”。医之为道，至深至浅，至难至易，雅俗共赏，他的著作近200年来一直对广大读者拥有惊人的吸引力并受到经久不衰的好评。关于陈氏这些中医普及性读物的作用，国医大师邓铁涛教授曾指出：新中国成立前私立中医学校入学人数不多，可是读陈修园书而当医生的甚多。我国当代的一些著名老中医，有不少就是由读陈修园的书开始学医的。由此可见，陈氏著作的作用与影响是多么深远。

《陈修园医学丛书》具有以下特点：

（1）书目选定严谨：陈修园医著深入浅出，简明实用，故问世后风行海内，翻刻重印不断。书商见陈氏之书如此畅销，便将许多非陈氏所著之书也夹杂其中以牟利，冠名“陈修园医书××种”刊行。当时书坊流行的就有十六种、二十三种、三十二种、四十八种、六十种、七十种、七十二种等。《陈修园医学丛书》选录的十六种，都是经考证甄别，为医学界公认的陈修园医著。其他如《医医偶录》一书，虽《珍本医书集成》和《长乐县志》已作为陈氏之书收录或著录，但《陈修园医学丛书》校注者考其内容与江涵暾之《笔花医镜》大同，故本着“宁缺勿滥”的原则，未予收录。

（2）校勘底本较好：陈修园的医学著述，其刊刻印行的版本之多，在中国医学史上，堪称首屈一指。与以往出版的校点本相比，《陈修园医学丛书》注重对底本的选择。如《医学三字经》所选的清嘉庆九年（1804）南雅堂藏板本，《金匮要略浅注》所选的清道光十年（1830）刻本，《金匮方歌括》所选的清道光十六年（1836）南雅堂藏板本，《女科要旨》所选的清道光二十一年（1841）刻本，《医学实在易》所选的清道光二十四年（1844）刻本，以及《灵素节要浅注》所选的清同治四年（1865）南雅堂刻本，都是陈修园医著中较早和较好的版本。

（3）出注少而精：陈修园医书行文流畅，文字简明，故《陈修园医学丛书》在注释时遵循少而精的原则。如对《伤寒医诀串解》卷三“盖少阳之气游行三焦，因胁下之阻隔，合上节之治节不行”一句中“上节”注为“应是上焦，指肺”；对《时方妙用》卷一“因风以害，即释氏所谓业风一吹金石乌有是也”句中的“业风”注为“佛家语，指不正之风”，皆为简洁明了之注。

在《陈修园医学丛书》出版之际，我们由衷感谢中国中医药出版社为传播中医药优秀著作所作出的不懈努力，期待有更多更好的中医药作品出版，让世界了解中医，国人信仰中医，学子热爱中医。

《陈修园医学丛书》编委会

2016 年 4 月

校注说明

《金匮方歌括》约成书于道光十年（1830）。全书共分 6 卷，歌括 166 首。每方先摘录《金匮要略》有关原文，次为歌括，殿之方解。对“前贤名言精论，千古不磨者，本集或于歌中，或于注中，采集不遗”，并间附己见或治验。正可谓言近意远，云蒸霞蔚，医文并茂，雅俗共赏。

该书自问世以来，代有翻刻，讹误较多，今取善本校注，具体处理方法如下：

一、本次校注，以清道光十六年（1836）南雅堂藏板为底本，以清道光十六年（1836）纬文堂藏板为主校本，以清光绪三十四年（1908）宝庆经元书局刊本为参校本。

二、底本中确系明显之错字、俗字，或笔画小误者，均予以径改，不出校记。如系底本错讹脱衍，需辨明者，则据校本改正或增删，并出校注明。

三、底本与校本不一，而文义均通者，不出校，悉从底本；难予以肯定何者为是者，原文不动，出校注明。

四、底本与校本有异，属底本讹误，均予以校补，出注说明。

五、陈氏诠释经典著作，引用原文常系摘引，凡此情况，不增补，不出校；陈氏引录他书文句常有删节，或缩写改动，凡不失原意者，均置之不论，以保持原貌。

六、底本目录与正文内容有异者，互相增补，出校说明。

七、凡属生僻字、词，加注音及注释。

八、凡属通假字，原文不动，首见出注说明。

九、由于版式更改，原方位词，如“左”“右”等一律改作“下”“上”，不出注。

十、凡属书名、篇名，一律加书名号，不出注。

十一、删去原书名卷前的署名，不出校记。

在整理本书的过程中，发现书中有些内容不尽符合今人看法，本着古为今用、保持原貌的原则，未予改动，祈望读者自裁。另外，限于校注者的整理水平，书中难免有误，敬请读者提出宝贵意见，以便再版时修订提高。

小　引

辛未①秋孟②，元犀趋保阳，承膝下欢。窃见家君公事稍暇，取《伤寒》《金匮》等书业已三四注者，而又更易其稿。《伤寒论浅注》已竣，《金匮浅注》亦成其半，晦明间乐此不倦。元犀欲以高年节劳为请，然而不敢遽请也。一日，命元犀取《金匮方》，按分两并煮服等法韵注之，仿《伤寒一百一十三方歌括》体裁。元犀退而遵训，拟作六卷。家君见而乐之，遂即改正命缮，附于《金匮浅注》之后。

嘉庆十六年重九前一日次男元犀识于保阳旅寓

① 辛未：1811 年，即清嘉庆十六年。

② 秋孟：秋季的第一个月，即阴历七月。

序

窃闻医之有仲景，犹儒之有孔子也。仲景治黄岐之学而综其要，犹孔子祖尧舜之道而集其成也。《金匮》《伤寒论》等书，注之者以王叔和、张隐庵、张令韶为最，余子皆不及之，及以至今，窥其微者益少矣。

吾乡陈修园先生宰畿辅，退公之余，操是术以救世，岁活人甚多，而又恐其可以救一时而不可以济千古也，著《伤寒论》①《金匮浅注》及《伤寒救症》《经读》《时方》《三字经》等四种，明白简约，斟酌尽当，厥②功伟矣！冢嗣③古愚得其传，著《长沙歌括》六卷，所以便《伤寒论浅注》之读也。而《金匮浅注》未及梓行，故歌括未作。仲嗣④灵石先生世其业，益有声，真所谓能读父书者。余自京师旋乡里，盖已闻而慕之。继得微疾，医无一当者，迹其名往访之，一剂而愈，益以叹先生之神也。先生继父志，既为梓

① 《伤寒论》：指《伤寒论浅注》。

② 厥：其。

③ 冢嗣：嫡长子。冢：长。嗣：后嗣，子孙。

④ 仲嗣：次子。仲：次。

《金匮浅注》十卷，复踵成其未备者，成《金匮歌括》六卷，而《金匮浅注》亦自是以行，且自是易读矣。夫孝莫大于继志，而德莫大于救人。先生以继志之能，存救人之隐，是又与古愚先生同为可敬者，诚不可无以表其能而彰其隐也。于其成，谨作序以与之。

道光十六年岁次丙申春正月愚弟江鸿升拜撰

凡 例

方中分两、煮法、服法，俱遵原本。但古今之权量不同，汉之一两，今止二钱零。予遵程氏活法，每方取古方三分之一，以作一剂；又从二剂中取三分之一为一服，每剂分为三服。如桂枝汤，原方生姜、桂枝、芍药各三两，今一剂此数味用各九钱，分而三之，是每服此数味各三钱是也；甘草二两，今一剂用六钱，分而三之，是此味每服二钱是也；大枣全料用十二枚，今照数不减者，以秤则随时不同，而枣之分枚则一也，分而三之，是此味每服四枚是也；啜粥、温覆、禁忌，俱依古法。余仿此。

每方歌括之后，必加方解，间有治法方法；意义既详于歌中者，不复于方后再解。

前贤名言精论，千古不磨者，本集或于歌中，或于注中，采集不遗。间有未惬[①]于心者，取原文细绎其旨，求其合于《内经》，又与《难经》之言相为表里，参之《千金》《外台》之说相发明者，而后补注

① 惬（qiè 怯）：恰当。

之。尝阅《吴医汇讲》，以独开生面、不袭老生常谈为高，而予正与之相反。览斯集者，必以剿说病之，然而甘受而不辞也。

《伤寒》《金匮》诸方，皆出伊圣《汤液经》，说见《艺文志》，其方通造化之微，不可以寻常寒温补泻之说以窥测之，且其用法，俱本《神农本草经》。若执宋元后之本草，及李时珍《纲目》，汪讱庵《备要》等，查对药性，失之远矣。家君刻有《神农本草经读》行世，凡读《伤寒》《金匮》者，不可一日离之。

《金匮》附方，虽系后人赞入，而方引药味，却亦不凡，今低一字以别之。

目　录

卷一

卷二

卷四

卷五

卷六

卷　一

痉湿暍病方

瓜蒌桂枝汤　治太阳病，其症备，身体强几几，然脉反沉迟，此为痉病，此汤主之。

瓜蒌根　桂枝　生姜切　芍药各三两　甘草二两，炙　大枣十二枚，擘

上六味吹咀，以水九升，微火煮取三升，温分三服，微汗。汗不出，食顷，啜热粥发。

歌曰：太阳证备脉反沉迟，身体几几欲痉时；三两蒌根姜桂芍，二甘十二枣枚宜。

元犀按：痉是血虚筋燥为病，言湿者，是推其未成痉之前，湿气挟风而郁成内热也。本条云：太阳证备脉反沉迟者，此沉迟乃血虚所致，非脏寒证也。故以桂枝汤和营卫以祛风；加瓜蒌根则清气分之热，而大润太阳既耗之液，则经气流通，风邪自解，湿气自行，筋不燥而痉愈矣。

又按：方中姜、桂合甘、枣，为辛甘化阳；芍药合甘、枣，为苦甘化阴，阴阳和则得微汗而邪解矣。啜粥则又资阳明之谷气以胜邪，更深一层立法。但项背几几、脉浮数者，为风淫于外而内之津液未伤，故

加葛根以宣外；脉沉迟者，为风淫于外而内之津液已伤，故加瓜蒌根以滋内，以瓜蒌根苦寒润燥之功大也。《内经》云：肺移热于肾，传为柔痉。庞安常谓：此方瓜蒌根不主项强几几，其意以肺热不令移于肾也。此解亦超。

葛根汤歌见《伤寒》　治太阳病，无汗而小便反少，气上冲胸，口噤不得语，欲作刚痉，此汤主之。

元犀按：无汗例用麻黄汤，然恶其太峻，故于桂枝汤加麻黄以发汗，君葛根以清经络之热，是发表中寓养阴之意也。又此方与前方皆是太阳中兼阳明之药，以阳明主宗筋也。

大承气汤　治痉病，胸满，口噤，卧不着席，脚挛急，必龂齿，可与此汤。

元犀按：胸满、口噤、脚挛急、龂齿等证，皆热甚灼筋，筋急而甚之象，以此汤急下而救阴。

龂牙药不能进，以此汤从鼻中灌之。三承气汤歌解见于《伤寒长沙方歌括》。

麻黄加术汤　治湿家身烦疼，发其汗为宜，慎不可以火攻之，宜此汤主之。

麻黄三两，去节　桂枝二两　甘草一两，炙　白术四两　杏仁七十个，去皮尖

上五味，以水九升，先煮麻黄，减二升，去上沫，内诸药，煮取二升半，去滓，温服八合，覆取微汗。

歌曰：烦疼湿气裹寒中，发汗为宜忌火攻；莫讶

麻黄汤走表，术加四两里相融。

元犀按：身烦疼者，寒湿之邪着于肤表也。肤表实，故无汗；无汗，则邪无从出矣。方用麻黄汤发肤表之汗，以散表寒，又恐大汗伤阴，寒去而湿反不去，加白术补土生液，而助除湿气，此发汗中寓缓汗之法也。又白术补脾驱湿之功甚大，且能助脾之转输而利水。观仲祖用术各方可知。今人炒燥、炒黑、上蒸、水漂等制，皆失经旨。

麻黄杏仁薏苡甘草汤　治病者一身尽疼，发热日晡所剧者，此名风湿。此病伤于汗出当风，或久伤取冷所致也。

麻黄半两　杏仁十个，去皮尖　薏苡半两　甘草一两，炙

上锉麻豆大，每服四钱匕，水一盏半，煎八分，去滓，温服。有微汗，避风。

歌曰：风湿身疼日晡时湿无去来，风有休息，与上节湿家分别在此，当风汗出当风取冷久伤取冷病之基；薏麻半两十枚杏，炙草扶中予其胜湿之权一两宜。

参：以上二方，为湿家立法也。又有风湿之证，其痛轻掣不可屈伸，非如湿家之痛，重着不能转侧，且湿家发热旦暮不殊，风湿发热日晡增甚（晡，申时也。阳明旺于申酉戌，土恶湿，今为风湿所干，当其旺时，邪正相搏，则反剧也）。湿无去来，风有休作，故名风湿。然言风，寒亦在其中。观原文云：汗出当风，或久伤取冷，意可知矣。盖痉病非风不成，湿痹

无寒不作，方中麻黄散寒；薏苡除湿；杏仁利气，助麻黄驱寒之力；甘草补中，予薏苡胜湿之权。制方之精密如此。

防己黄芪汤 治风湿，脉浮，身重，汗出恶风者主之。

防己一两 甘草半两，炙 白术七钱半 黄芪一两一分。一本用一两

上锉麻豆大，每服五钱匕，生姜四片，大枣一枚，水盏半，煎八分，去滓温服。喘者加麻黄半两；胃中不和者加芍药三分；气上冲加桂枝三分；下有陈寒者加细辛三分。服后当如虫行皮中，从腰下如冰，后坐被上，又以一被绕腰下，温令微汗，差。

歌曰：身重脉浮汗上节无汗，故用麻黄发之；此节汗出，止用防己驱之恶风，七钱半术五钱甘草通，己芪一两磨分服每服五钱匕，四片生姜一枣充。

附加减歌：

喘者再入五钱麻，胃不和兮芍药加，三分分字去声读，七钱五分今不差，寒取细辛气冲桂，俱照三分效可夸，服后如虫行皮里，腰下如冰取被遮，遮绕腰温得微汗，伊岐秘法阐长沙。

合参：上方治实邪无汗，即桂枝、麻黄二汤例也。虚汗自出，故不用麻黄以散之，只用防己以驱之。服后如虫行，及腰下如冰云云，皆湿气下行之征也。然非芪、术、甘草，焉能使卫阳复振而驱湿下行哉？

元犀按：张隐庵《本草经注》云：防己生于汉中者，破之纹如车辐，茎藤空通，主通气行水，以防己土之药，故有防己之名。《金匮》治水、治痰诸方，盖取气运于上而水能就下也。李东垣谓防己乃下焦血分之药，上焦气分者禁用等论，张隐庵历历指驳，使东垣闻之，当亦俯首无词。噫！不读《神农本经》而妄为臆说，甘为伊岐之罪人，复何责焉？防己功用，余先君注有《神农本草经》，议论甚详，毋庸再赘。

桂枝附子汤

白术附子汤

甘草附子汤

以上三方歌解、证治俱见《伤寒》。

白虎人参汤歌见《伤寒》　太阳中热者，暍是也。汗出恶寒、身热而渴者主之。

元犀按：白虎，西方神名也。其令为秋，其政清肃。凉风至，白露降，则溽暑[①]潜消，以此汤有彻暑热之功，行清肃之政，故以白虎名之。

瓜蒂散[②]　治太阳中暍，身热疼重而脉微弱。此以夏月伤冷水，水行皮中所致也。此汤主之。

瓜蒂二七个[③]

上锉，以水一升，煮取五合，去滓，温服。

---

① 溽（rù 入）暑：盛夏湿热的气候。溽：湿，闷热。

② 瓜蒂散：《金匮要略》作“一物瓜蒂散”。

③ 二七个：《金匮要略》作“二十个”。

歌曰：暍病阴阳认要真，热疼身重得其因；暑为湿恋名阴暑，二七甜瓜蒂可珍。

元犀按：此物能去水气，水去则暑无所依而自愈矣。

尤在泾云：暑虽阳邪，而气恒与湿相合，阳求阴之义也；暑因湿入，而暑反居湿之中，阴包阳之象也。

又云：暑之中人也，阴虚而多火者，暑即寓于火之中，为汗出而烦渴；阳虚而多湿者，暑即伏于湿之内，为身热而疼重。故暑病恒以湿为病，而治湿即所以治暑。瓜蒂苦寒，能吐能下，去身、面、四肢水气，水去而暑解。此治中暑兼湿者之法也。

百合狐蜮阴阳毒方

总歌：百合尤云：百脉朝于肺，以肺为主病从百脉成，起居冒昧各难名；药投吐利如神附，头痛参观溺更明。以溺时头痛为辨。盖百脉之所重，在少阴、太阳，以太阳统六经之气，其经上循巅顶，下通水道，气化不行，乃下溺而上头痛；少阴为生水之源，开合涩乃溺而淅然。

百合知母汤 百合病发汗后者，此方主之。

百合十枚 知母三两

上先以水洗百合，渍一宿，当白沫出，去其水，别以泉水二升，煎取一升，去滓；别以泉水二升煎知母，取一升，后合，煎取一升五合，分温再服。

歌曰：病非应汗汗伤阴，知母当遵三两箴；渍去沫涎七枚百合，别煎泉水是金针诸方煎法俱同。

元犀按：百脉俱朝于肺，百脉俱病，病形错杂，不能悉治，只于肺治之。肺主气，气之为病，非实而不顺，即虚而不足。百合能治邪气之实，而补正气之虚；知母入肺金，益其水源，下通膀胱，使天水之气合，而所伤之阴，转则其邪从小便出矣。若误汗伤阴者，汗为阴液，阴液伤，故以此汤维其阳，维阳即所以救阴也。

王晋三云：本文云百脉一宗，明言病归于肺，君以百合甘凉清肺，即此可疗此疾，再佐以各经清解络热之药，治其病所从来。当用先后煮法，使不悖于手足经各行之理。若误汗伤太阳者，溺时头痛，以知母救肺之阴，使膀胱水府知有母气，救肺即所以救膀胱，是阳病救阴之法也。

百合滑石代赭石汤 百合病下之后者，此汤主之。

百合七枚，擘 滑石三两，碎，绵裹 代赭石如弹丸大一枚，碎，绵裹

上先煎百合如前法，别以泉水二升煎滑石、代赭石，取一升，去滓，后合和重煎，取一升五合，分温服五合。

歌曰：不应议下下之差，既下还当竭旧邪；百合七枚赭弹大，滑须三两效堪夸。

元犀按：误下者，其热必陷，热陷必伤下焦之阴，故以百合清补肺金，引动水源；以代赭石镇离火[①]而不使其上腾；以滑石导热气而能通水府，则所陷之邪

① 离火：心火。离：八卦之一，象征火，心属火。

从小便而出，自无灼阴之患矣。此即见阳救阴法也。

王晋三云：误下伤少阴者，溺时淅然，以滑石上通肺，下通太阳之阳，恐滑石通府利窍，仍蹈出汗之弊，乃复代赭石重镇心经之气，使无汗泄之虞，是阴病救阳之法也。

百合鸡子黄汤 百合病吐之后者，此方主之。

百合七枚 鸡子黄一枚

上先煎百合如前法，取一斗，去滓，内鸡子黄搅匀，煎五分，温服。

歌曰：不应议吐吐伤中中者，阴之守也，必伏[1]阴精上奉功《内经》云：阴精上奉，其人寿；百合七枚洗去沫，鸡黄后入搅浑融。

元犀按：吐后伤中者，病在阴也。阴伤，故用鸡子黄养心胃之阴，百合滋肺气，下润其燥。胃为肺母，胃安则肺气和而令行，此亦用阴和阳，无犯攻阳之戒。

王晋三云：误吐伤阳明者，以鸡子黄救厥阴之阴，以安胃气，救厥阴，即所以奠阳明，救肺之母气，是亦阳病救阴之法也。

百合地黄汤 百合病，不经吐、下、发汗，病形如初者，此汤主之。

百合七枚 生地黄汁一升

上洗，煎百合如前法，取一升，去滓，内地黄汁，

---

① 伏：通“服”，佩服。

煎取一升五合，温分再服。中病勿更服，大便当如漆。

歌曰：不经汗下吐诸伤，形但如初守太阳迁延日久，始终在太阳经不变者；地汁一升百合七，阴柔最是化阳刚。

元犀按：病久不经吐、下、发汗，病形如初者，是郁久生热，耗伤气血矣。主之百合地黄汤者，以百合苦寒清气分之热，地黄汁甘润泄血分之热，皆取阴柔之品以化阳刚，为泄热救阴法也。中病者，热邪下泄，由大便而出矣，故曰如漆色。

百合洗方　百合病一月不解，变成渴者，此方主之。

上以百合一升，以水一斗，渍之一宿，以洗身。洗已，食煮饼，勿以盐豉也。

歌曰：月周不解渴因成，邪热流连肺不清；百合一升水一斗，洗身食饼不和羹勿以盐豉。

合参：皮毛为肺之合，洗其外，亦所以通其内也。又食煮饼者，假麦气、谷气以输津。勿以盐豉者，恐盐味耗水以增渴也。

瓜蒌牡蛎散　百合病渴不差者，此散主之。

瓜蒌根　牡蛎熬，等分

上为细末，饮服方寸匕，日三服。

歌曰：洗而仍渴属浮阳，牡蛎蒌根并等量；研末饮调方寸匕，寒兼咸苦苦寒、咸寒效逾常。

元犀按：洗后而渴不差，是内之阴气未复。阴气未复，由于阳气之亢，故用牡蛎以潜其阳，瓜蒌根以生其津，津生阳降，而渴愈矣。

百合滑石散 百合病，变发热者，此散主之。

百合一两，炙 滑石三两

上为散，饮服方寸匕，日三服。当微利者止服，热则除。

歌曰：前此寒无热亦无首章言如寒无寒，如热无热，变成发热热堪虞；清疏滑石宜三两，百合烘筛一两需。

元犀按：百合病原无偏热之证，变发热者，内热充满，淫于肌肤，非如热之比。主以百合滑石散者，百合清金泻火降逆气，从高源以导之；滑石退表里之热，利小便，二味合为散者，取散以散之之义，散调络脉于周身，引内外之热气，悉从小便出矣。

甘草泻心汤 治狐蜮病，状如伤寒，默默欲眠，目不得闭，卧起不安，蚀于喉为蜮，蚀于阴为狐，不欲饮食，恶闻食臭，其面目乍赤、乍黑、乍白。蚀于上部则声嘎，宜此汤；蚀于下部则咽干，宜苦参汤洗之；蚀于肛者，雄黄熏之。

甘草四两，炙 黄芩 干姜 人参各三两 半夏半升 黄连一两 大枣十二枚

上七味，以水一斗，煮取六升，去滓，再煎取三升，温服一升，日三服。

歌曰：伤寒论中甘草泻心汤，却妙增参三两匡；

彼治痞成下利甚，此医狐䘌探源方。

元犀按：虫有情识，故能乱有情识之心脏而生疑惑矣。虫为血化之物，故仍归于主血之心。方且类聚群分，若有妖妄，凭借而然，其实不外本身之血气以为祟耳。此方补虚而化湿热，杂以辛苦之味，名曰泻心，意深哉！

苦参汤 庞安时《伤寒总病论》[1] 用苦参半斤，槐白皮、狼牙根各四两，煎，熏洗之。 苦参一升，以水一斗，煎取七升，去滓，熏洗，日三。

雄黄熏法 雄黄一味为末，简瓦二枚合之，烧，向肛熏之。

歌曰：苦参汤是洗前阴，下蚀从下而冲于上咽干热最深；更有雄黄熏法在，肛门虫蚀亦良箴蚀在肛者发痒，俗呼脏头风。

元犀按：蚀于喉为䘌，蚀于阴为狐。狐䘌病乃感风木湿热之气而生，寒极而化也。苦参苦寒，气清属阳，洗之以通阳道；雄黄苦寒，气浊属阴，熏之以通浊道，但雄黄禀纯阳之色，取其阳能胜阴之义也。熏洗二法，按阴阳分配前后二阴，此又别其阴中之阴阳也。二味俱苦寒而燥者，苦以泻火，寒以退热，燥以除湿，湿热退而虫不生矣。

赤小豆当归散 治脉数，无热，微烦，默默但欲

---

① 原作《伤寒总论》，据文义改。

卧，汗出，初得之三四日，目赤如鸠眼；七八日，目四眦黑。若能食者，脓已成也，此方主之；并治先便后血。

赤小豆三升，浸令芽出，曝干　当归十分

上二味，杵为散，浆水服方寸匕，日三服。

歌曰：眼眦赤黑变多般，小豆生芽曝令干；豆取三升归十分，杵调浆水日三餐。

元犀按：此治湿热侵阴之病，大抵湿变为热，则偏重于热。少阴主君火，厥阴主风木，中见少阳相火。病入少阴，故见微烦，默默但欲卧等证；病入厥阴，故目赤现出火色，目眦黑，现出火极似水之色。主以赤豆去湿，清热解毒，治少阴之病；当归导热养血，治厥阴之病；下以浆水，以和胃气。胃气与少阴和，则为火土合德；胃气与厥阴和，则为土木无忤。微乎！微乎！

又按：或谓是狐蜮病，或谓是阴阳毒病，然二者皆湿热蕴毒之病，《金匮》列于二证交界处，即是承上起下法。

升麻鳖甲汤　治阳毒病，面赤斑斑[①]如锦纹，咽喉痛，吐脓血，五日可治，七日不可治，此汤主之。

升麻二两　当归　甘草各一两　蜀椒炒去汗，一两　鳖甲手指大一片，炙　雄黄半两，研

上六味，以水四升，煮取一升，顿服之。老小再服，取汗。阴毒去蜀椒、雄黄。

① 斑斑：原本和纬文堂藏板本皆作“班班”，据《金匮要略》改。

歌曰：面赤斑纹咽痛毒为阳，鳖甲周围一指量，半两雄黄升二两，椒归一两草同行。

元犀按：非常灾疠之气，从口鼻而入咽喉，故阴阳二毒皆咽痛也。阴阳二证，不以寒热脏腑分之，但以面赤斑纹，吐脓血，其邪着于表者，谓之阳；面目青，身痛如被杖，其邪隐于表中之里者，为阴。

升麻鳖甲汤去雄黄蜀椒　治阴毒病，面目青，身痛如被杖，咽喉痛，五日可治，七日不可治，此汤主之。

歌曰：身疼咽痛面皮青，阴毒苛邪隶在经阴毒以面不赤而青，身不斑纹而痛如被杖别之，二证俱咽痛，俱五日可治、七日不可治；即用前方如法服四味照前法服，椒黄务去特叮咛蜀椒、雄黄二物，阳毒用之者，以阳从阳，欲其速散也，阴毒去之者，恐阴邪不可劫，而阴气反受损也。

王晋三云：升麻入阳明、太阳二经，升清逐秽，辟百邪，解百毒，统治温疠阴阳二病。如阳毒为病，面赤斑如锦纹；阴毒为病，面青，身如被杖，咽喉痛，毋论阴阳二毒，皆已入营矣。但升麻仅走二经气分，故必佐当归通络中之血，甘草解络中之毒，微加鳖甲守护营神，俾椒、黄猛劣之品攻毒透表，不能乱其神明；阴毒去椒、黄者，太阳主内，不能透表，恐反动疠毒也。《肘后》《千金方》阳毒无鳖甲者，不欲其守，亦恐留恋疠毒也。

卷　二

疟　病　方

鳖甲煎丸　治疟病以月一日发，当十五日愈；设不差，当月尽解；如其不差，结为癥瘕，名曰疟母，急治之，宜此丸主之。

鳖甲十二分，炙　乌扇三分，烧。即射干　黄芩三分　柴胡六分　鼠妇三分，熬　干姜　大黄　桂枝　石韦去毛　厚朴　紫葳即凌霄　半夏　阿胶　芍药　牡丹皮　䗪虫各五分　葶苈　人参各一分　瞿麦二分　蜂窠四分，炙　赤硝十二分　蜣螂六分，熬　桃仁二分

上二十三味，为末，取煅灶下灰一斗，清酒一斛五升，浸灰，俟酒尽一半，着鳖甲于中，煮令泛爛如胶漆，绞取汁，内诸药，煎为丸，如梧子大，空心服七丸，日三服。附：《千金方》用鳖甲十二片，又有海藻三分，大戟一分，无鼠妇、赤硝二味。

歌曰：寒热虚实相来往，全凭阴阳为消长，天气半月而一更，人身之气亦相仿。否则天人气再更，邪行月尽差可想，疟病一月不能瘥，疟母结成癥瘕象。《金匮》急治特垂训，鳖甲赤硝十二分，方中三分请详言，姜芩扇妇朴韦问，葳胶桂黄亦相均，相均端令各

相奋。君不见十二减半六分数，柴胡蜣螂表里部，一分参苈二瞿麦桃仁，牡夏芍䗪虫分各五，方中四分独蜂窠，体本经清质水土，另取灶下一斗灰，一斛半酒浸另服，纳鳖甲酒内煮如胶，绞汁煎药末丸遵古。空心七丸日服三每服七丸，一日三服也；卢子繇痎疟疏方云，渐加一十一丸，老疟得此效桴鼓。

尤在泾云：天气十五日一更，人之气亦十五日一更，气更则邪当解也。否则，三十日天人之气再更，而邪自不能留矣。设更不愈，其邪必假血依痰，结为癥瘕，僻处胁下，将成负固不服之势，故宜急治。鳖甲煎丸行气逐血之药颇多，而不嫌其峻；一日三服，不嫌其急，所谓乘其未集而击之也。

王晋三云：鳖甲煎丸，都用异类灵动之物，若水陆，若飞潜，升者降者，走者伏者，咸备焉。但恐诸虫扰乱神明，取鳖甲为君守之，其泄厥阴破癥瘕之功，有非草木所能比者。阿胶达表熄风，鳖甲入里守神，蜣螂动而性升，蜂房毒可引下，䗪虫破血，鼠妇走气，葶苈泄气闭，大黄泄血闭，赤硝软坚，桃仁破结，乌扇降厥阴相火，紫葳破厥阴血结，干姜和阳退寒，黄芩和阴退热，和表里则有柴胡、桂枝，调营卫则有人参、白芍，厚朴达原，劫去其邪，丹皮入阴，提出其热，石韦开上焦之水，瞿麦涤下焦之水，半夏和胃而通阴阳，灶灰性温走气，清酒性暖走血。统而言之，不越厥阴、阳明二经之药，故久疟邪去营卫而着脏腑者，即非疟母，亦可借以截之。按《金匮》惟此丸及薯蓣丸药品最多，皆治正虚邪着久而不去之病，非集血气之药，攻补兼施，未易奏功。

白虎加桂枝汤　治温疟者，其脉如平，身无寒但热，骨节烦疼，时呕，此汤主之。

知母六两　石膏一斤　甘草二两，炙　粳米六合　桂枝三两

上五味，以水一斗，煮米熟，汤成，去滓，温服一升，日三服。

歌曰：白虎原汤论已详，桂加三两另名方；无寒但热为温疟，骨节烦疼呕又妨。白虎汤歌见《伤寒歌括》。

王晋三云：《内经》论疟，以先热后寒、邪藏于骨髓者，为温、瘅二疟；仲景以但热不寒、邪藏于心者，为温、瘅二疟。《内经》所言，是邪之深者；仲景所言，是邪之浅者也，其殆补《内经》之未逮欤？治以白虎加桂枝汤，方义原在心营肺卫，白虎汤清营分热邪，加桂枝引领石膏、知母上行至肺，从卫分泄热，使邪之郁于表者，顷刻致和而疟已。至于《内经》温、瘅疟，虽未有方，然同是少阴之伏邪。在手经者为实邪，在足经者为虚邪。实邪尚不发表而用清降，何况虚邪有不顾虑其亡阴者耶？临证之生心化裁，是所望于用之者矣。

蜀漆散　治疟多寒者，名曰牝疟[①]，此散主之。

蜀漆烧去腥　云母烧二日夜　龙骨等分

上三味杵为散，未发前，以浆水服半钱匕。

歌曰：阳为痰阻伏心间，牝疟阴邪自往还；蜀漆云龙平等杵，先时浆服不逾闲[②]。

王晋三云：邪气结伏于心下，心阳郁遏不舒，疟发寒多热少，不可谓其阴寒也。主之以蜀漆散，通心经之阳，开发伏气而使营卫调和。蜀漆，常山苗也，苗性轻扬，生用能吐；云母在土中，蒸地气上升而为云，故能入阴分，逐邪外出于表；然邪气久留心主之宫城，恐逐邪涌吐，内乱神明，故佐以龙骨镇心宁神，则吐法转为和法矣。

附《外台秘要》三方

牡蛎汤　治牝疟。

牡蛎　麻黄各四两　甘草二两　蜀漆三两

上四味，以水八升，先煮蜀漆、麻黄，去上沫，得六升，内诸药，煮取二升，温服一升。若吐，则勿更服。

歌曰：先煎三两蜀漆四两麻黄，四两牡蛎二甘后煮

---

① 牝疟：原文作牡疟。“牡”字误，据《外台秘要》引《伤寒论》原文，作“牝疟”，改正。《医方考》云：“牝，阴也，无阳之名，故多寒。名牝疟。”

② 逾闲：逾，越过。闲，范围。

良；邪郁胸中须吐越[①]，驱寒散结并通阳。

犀按：疟多寒者名牝疟，是痰饮填塞胸中，阻心阳之气不得外通故也。赵氏云：牡蛎软坚消结，麻黄非独散寒，且能发越阳气，使通于外，结散阳通，其病自愈。

柴胡去半夏加瓜蒌根汤　治疟病发渴者，亦治劳疟。

柴胡八两　人参　黄芩　甘草各三两　瓜蒌根四两　生姜三两　大枣十二枚

上七味，以水一斗二升，煮取六升，去滓，再煎，取三升，温服一升，日三服。

歌曰：柴胡去夏为伤阴，加入蒌根四两珍；疟病渴因邪灼液，蒌根润燥可生津。

王晋三云：正疟，寒热相间，邪发于少阳，与伤寒邪发于少阳者稍异。《内经》言：夏伤于大暑，秋伤于风，病以时作，名曰寒疟。《金匮》云：疟脉多弦，弦数者风发，正于凄怆之水寒，久伏于腠理皮肤之间，营气先伤，而后风伤卫，故仲景用柴胡去半夏，而加瓜蒌根，其义深且切矣。盖少阳疟病发渴者，由风火内淫，劫夺津液而然，奚堪半夏性滑利窍，重伤阴液，故去之。而加天花粉生津润燥，岂非与正伤寒半表半里之邪当用半夏和胃而通阴阳者有别乎？

① 吐越：用吐法驱邪外出。

柴胡桂姜汤歌见《伤寒》　治疟寒多微有热，或但寒不热，服一剂如神。

柴胡半斤　桂枝三两　干姜二两　瓜蒌根四两　黄芩三两　甘草二两　牡蛎二两

上七味，以水一斗，煮取六升，去滓，再煎，取三升，温服一升，日三。初服微烦，复服汗出便愈。

王晋三云：夏月暑邪，先伤在内之伏阴，至秋复感凉风，更伤卫阳。其疟寒多微有热，显然阴阳无争，故疟邪从卫气行阴二十五度；内无捍格之状，是营卫俱病矣，故和其阳即当和其阴。用柴胡和少阳之阳，即用黄芩和里；用桂枝和太阳之阳，即用牡蛎和里；用干姜和阳明之阳，即用天花粉和里；使以甘草调和阴阳。其分两阳分独重柴胡者，以正疟不离乎少阳也；阴药独重于花粉者，阴亏之疟以救液为急务也。和之得其当，故一剂如神。

元犀按：先贤云：疟病不离少阳。少阳居半表半里之间，邪入与阴争则寒，出与阳争则热。争则病作，息则病止。止后其邪仍居于少阳之经。愚意：外为阳，内为阴。先寒者，邪欲出，其气干于太阳，冲动寒水之气而作也。后热者，以胃为燥土，脾为湿土，湿从燥化则木亦从其化，故为热为汗也。汗后木邪仍伏于阳明之中，应期而发者，土主信也，盖久疟胃虚，得补可愈，故先君用白术生姜汤多效。

中风历节方

侯氏黑散 治大风四肢烦重，心中恶寒不足者。

菊花四十分 白术 防风各十分 桔梗八分 黄芩五分 细辛 干姜 人参 茯苓 当归 川芎 牡蛎 矾石 桂枝各三分

上十四味，杵为散，酒服方寸匕，日一服，初服二十日，温酒调服，禁一切鱼肉大蒜等，常宜冷食，六十日止，即药积在腹中不下也。热食即下矣，冷食自能助药力。

歌曰：黑散辛苓归桂芎，参姜矾蛎各三同；菊宜四十术防十，桔八芩须五分通。

犀按：王晋三云：程云来谓金匮侯氏黑散，系宋人校正附入唐人之方，因逸之，其辨论颇详。而喻嘉言独赞其立方之妙，驱风补虚，行堵截之法，良非思议可到。方中取用矾石以固涩诸药，冷服四十日，使之留积不散，以渐填其空窍，则风自熄而不生矣。此段议论，独开千古之秘，诚为治中风之要旨。读方下云，初服二十日，用温酒调，是不欲其遽填也；后服六十日，并禁热食，则一任填空窍矣。夫填窍本之《内经》“久塞其空”，是谓良工之语，煞有来历。

风引汤 除热瘫痫，主大人风引，少小惊痫瘈疭，日数发，医所不疗，除热方。巢氏云：脚气宜此汤。

大黄 干姜 龙骨各四两 桂枝三两 甘草 牡蛎各

二两　寒水石　滑石　赤石脂　白石脂　紫石英　石膏各六两

上十二味，杵，粗筛，以苇囊盛之，取三指撮，井花水三升，煮三沸，温服一升。按：方中干姜、桂枝宜减半用之。

歌曰：四两大黄二牡甘，龙姜四两桂枝三；滑寒赤白紫膏六，瘫痫诸风个里[①]探。

元犀按：大人中风牵引，小儿惊痫瘈疭，正火热生风，五脏亢盛，及其归迸入心，其治同也。此方用大黄为君，以荡涤风火热湿之邪，随用干姜之止，而不行者以补之；用桂枝、甘草以缓其势，又用石药之涩以堵其路；而石药之中又取滑石、石膏清金以平其木；赤白石脂厚土以除其湿；龙骨、牡蛎以敛其精神魂魄之纷驰；用寒水石以助肾之真阴不为阳光所劫；更用紫石英以补心神之虚，恐心不明而十二经危也。明此以治入脏之风，游刃有余矣。后人以石药过多而弃之，昧孰甚焉！

防己地黄汤　治中风，病如狂状，妄行，独语不休，无热，其脉浮者。

防己　甘草各一分　桂枝　防风各三分

上四味，以酒一杯渍之，绞取汁，生地黄二斤，㕮咀，蒸之如斗米饭久，以铜器盛药汁，更绞地黄汁，

---

① 里：纬文堂藏板本和宝庆经元书局本作“中”。

和，分再服。

歌曰：妄行独语病如狂，一分己甘三桂防；杯酒淋来取清汁，二斤蒸地绞和尝。

徐灵胎云：生渍取清汁归之于阳，以散邪热，蒸取浓汁归之于阴，以养血。此皆治风邪归并于心，而为癫痫惊狂之病，与中风、风痹自当另看。

头风摩散 治头风。

大附子一枚 盐等分

上二味为散，沐了，以方寸匕摩头上，令药力行。

歌曰：头风偏痛治如何？附子和盐等分摩；躯壳病生须外治，马膏桑引亦同科。

《灵枢》：马膏，白酒和桂，桑钩钩之。醇酒入椒、姜，绵絮熨之，三十遍而止。皆外法也。特于此推论之。

桂枝芍药知母汤 治诸肢节疼痛，身体尪羸[①]，脚肿如脱，头眩短气，温温欲吐者。

桂枝四两 芍药三两 甘草 麻黄 附子各二两 白术 知母 防风各四两 生姜五两

上九味，以水七升，先煮麻黄减二升，去上沫，内诸药同煎取二升，温服七合，日三服。

歌曰：脚肿身羸欲吐形，芍三姜五是前型；知防术桂均须四，附子麻甘二两停。

---

① 尪（wāng 汪）羸：瘦弱。

元犀按：用桂枝汤去枣加麻黄，以助其通阳；加白术、防风，以伸其脾气；加附子、知母，以调其阴阳；多用生姜，以平其呕逆。

乌头汤 治历节病不可屈伸疼痛者，又主脚气疼痛不可屈伸。

麻黄 芍药 黄芪 甘草各三两，炙 乌头五枚

上将乌头㕮咀，以蜜二升，煎取一升，即出乌头；另四味，以水三升，煮取一升，去滓，内蜜煎中，更煎之，服七合，不知，尽服之。

歌曰：历节疼来不屈伸，或加脚气痛维均；芍芪麻草皆三两，五粒乌头煮蜜匀。

尤在泾云：此治寒湿历节之正法也。寒湿之邪，非麻黄、乌头不能去；而病在筋节，又非皮毛之邪可一汗而散者。故以黄芪之补、白芍之平、甘草之缓，牵制二物，俾得深入而去留邪，如卫瓘监钟、邓入蜀，使其成功而不及于乱，乃制方之要妙也。

矾石汤 治脚气冲心。

矾石二两

上一味，以浆水一斗五升，煎三五沸，浸脚良。

歌曰：脚气冲心矾石汤，煮须浆水浸之良；湿收毒解兼除热，补却《灵枢》外法彰。

尤在泾云：脚气之病，湿伤于下而气冲于上。矾石味酸涩性燥，能却水收湿解毒，毒解湿收，上冲自止。

附　　方

《古今录验》续命汤　治中风痱，身体不能自收持，口不能言，冒昧不知痛处，或拘急不得转侧。

麻黄　桂枝　人参　甘草　干姜　石膏　当归各三两　川芎一两五钱　杏仁四十枚

上九味，以水一斗，煮取四升，温服一升，当小汗，薄覆脊，凭几坐，汗出则愈；不汗，更服；无所禁，勿当风。并治但伏不得卧，咳逆上气，面目浮肿。

歌曰：姜归参桂草膏麻，三两均匀切莫差；四十杏仁芎两半，《古今录验》主风邪。

元犀按：风，阳邪也，气通于肝。痱，闭也。风入闭塞其毛窍，阻滞荣卫不行也。盖风多挟寒，初中时由皮肤而入，以渐而深入于内，郁久则化热，热则伤阴，阴伤内无以养其脏腑，外不能充于形骸，此即身体不能自收持、口不能言、冒昧不知痛处所由来也。主以《古今录验》续命汤者，取其祛风走表，安内攘外，旋转上下也。方中麻黄、桂枝、干姜、杏仁、石膏、甘草，以发其肌表之风邪，兼理其内蕴之热；又以人参、当归、川芎补血调气，领麻黄、石膏等药，穿筋骨，通经络，调荣卫，出肌表之邪。是则此方从内达外，圜转周身，驱邪开痱，无有不到。称曰《古今录验》续命汤，其命名岂浅哉？

《千金》三黄汤　治中风，手足拘急，百节疼痛，烦热心乱，恶寒，经日不欲饮食。

麻黄五分　独活四分　细辛二分　黄芪二分　黄芩三分

上五味，以水六升，煮取二升，分温三服，一服小汗，二服大汗。心热加大黄二分，腹满加枳实一枚，气逆加人参三分，悸加牡蛎三分，渴加瓜蒌根三分，先有寒加附子一枚。

歌曰：风乘火势乱心中，节痛肢拘络不通；二分芪辛四分独，黄芩三分五麻攻。

加减歌曰：二分黄加心热端，消除腹满枳枚单；虚而气逆宜参补，牡蛎潜阳悸可安；增入蒌根能止渴，各加三分效堪观；病前先有寒邪在，附子一枚仔细看。

元犀按：此附子治风中太、少，通护阴阳，驱邪之方也。足少阴属脾，主四肢，手足拘急，恶寒。经曰不欲饮食者，脾不运也。手少阴属心，主神，心病则神昏，故心乱而发烦热也。足少阴属肾，主筋骨，病则百节疼痛也。方用麻黄、黄芪入太阴，宣阳发表，净脾中之邪，以黄芩清其心热以止烦，又用细辛、独活入肾，穿筋骨，以散肾邪，此主治之大意也。方下气逆加人参等六法，其意未会，不敢强解，留俟后之学者。

《近效》术附汤　治风虚头重眩，苦极，不知食味。暖肌补中，益精气。

白术二两　附子一枚半，炮去皮　甘草一两，炙

上三味，锉，每五钱匕，生姜五片，大枣一枚，

水盏半，煎七分，去滓，温服。

歌曰：一剂分服五钱匕，五片生姜一枣饵；枚半附子镇风虚，二术一草君须记。

喻嘉言云：此方全不用风药，但以附子暖其水脏，术、草暖其土脏。水土一暖，则浊阴之气尽趋于下，而头重苦眩及食不知味之证除矣。

崔氏八味丸 治脚气上入少腹不仁。即肾气丸，见妇人科。

《千金》越婢加术汤歌见水气病 治肉极热，则身体津脱，腠理开，汗大泄，厉风气，下焦脚弱。

麻黄六两 石膏半斤 甘草二两 生姜三两 白术四两 大枣十二枚

上六味，以水六升，先煮麻黄，去上沫，内诸药，煮取三升，分温三服。恶风加附子一枚。

元犀按：方中术、甘、姜、枣，所以维正气之根，不使阳随汗出，阴随热化也。恶风加附子者，所以预防其亡阳也。

血痹虚劳方

黄芪桂枝五物汤 治血痹，阴阳俱微，寸口关上微，尺中小紧，外证身体不仁，如风痹状。

黄芪 芍药 桂枝各三两 生姜六两 大枣十二枚

上五味，以水六升，煮取二升，温服七合，日三服。

歌曰：血痹如风体不仁，桂枝三两芍芪均；枣枚十二生姜六，须令阳通效自神。

元犀按：《内经》云：邪入于阴则为痹。然血中之邪，以阳气伤而得入，亦必以阳气通而后出。上节云：宜针引阳气，此节而出此方，此以药代针引之意也。

又按：此即桂枝汤去甘草之缓，加黄芪之强有力者，于气分中调其血，更妙倍用生姜以宣发其气，气行则血不滞而痹除，此夫唱妇随之理也。

桂枝龙骨牡蛎汤[①]　治失精家，少腹弦急，阴头寒，目眩，发落，脉极虚、芤、迟，为清谷、亡血、失精。脉得诸芤动微紧，男子失精，女子梦交，此汤主之。

桂枝　芍药　生姜各三两　甘草二两　大枣十二枚　龙骨　牡蛎各三两

上七味，以水七升，煮取三升，分温三服。

歌曰：男子失精女梦交，坎离救治在中爻[②]；桂枝汤内加龙牡，三两相匀要细敲。

《小品》云：虚弱浮热汗出者，除桂加白薇一两五钱、附子一两，名曰二加龙骨汤。

徐氏云：桂枝汤，外证得之能解肌去邪气，内证得之能补虚调阴阳，加龙骨、牡蛎者，以失精、梦交为神精间病，非此不足以敛其浮越矣。

---

① 《金匮要略》作“桂枝加龙骨牡蛎汤”。

② 坎离救治在中爻：救治阴阳偏亢，在于调整阴阳相对平衡。

元犀按：徐忠可以龙骨、牡蛎“敛其浮越”四字括之，未免以二味为涩药，犹有人之见存也。吾于龙之飞潜，见阳之变化莫测；于海之潮汐，见阴之运动不穷。龙骨乃龙之脱换所遗，牡蛎乃海之精英所结，分之为对待之阴阳，合之为各具之阴阳，亦为互根之阴阳，难以一言尽也。其治效无所不包，余亦恐举一而漏万，惟能读《本经》、《内经》、仲景书者，自知其妙。

天雄散

天雄三两，炮　白术八两　桂枝六两　龙骨三两

上四味，杵为散，酒服半钱匕，日三服，不知，稍增之。尤在泾云：此疑后人所附，为补阳摄阴之用也。

歌曰：阴精不固本之阳，龙骨天雄三两匡；六两桂枝八两术，酒调钱匕日三尝。

元犀按：此方虽系后人采取，然却认出春之脚，阳之家，而施以大温大补大镇纳之剂，可谓有胆有识。方中白术入脾以纳谷，以精生于谷也；桂枝入膀胱以化气，以精生于气也；龙骨具龙之性，龙能致水，以海为家，盖以精归于肾，犹水归于海而龙得其安宅也。深得《难经》所谓损其肾者益其精之旨。然天雄不可得，可以附子代之，断不可泥于小家天雄主上、附子主下之分。

小建中汤见《伤寒长沙方歌括》　治虚劳里急，悸，衄，腹中痛，梦失精，四肢酸疼，手足烦热，咽

干口燥者主之。

张心在云：肺损之病，多由五志生火，销铄金脏，咳嗽发热，渐至气喘，侧眠，消瘦羸瘠，虚证交集，咽痛失音而不起矣。壮水之主，以制阳光。王冰成法，于理则通，而多不效，其故何欤？窃尝观于炉中之火而得之，炊饭者始用武火，将熟则掩之以灰。饭徐透而不焦黑，则知以灰养火，得火之用而无火之害，断断如也。五志之火内燃，温脾之土以养之，而焰自息，方用小建中汤。虚甚加黄芪，火得所养而不燃，金自清肃；又况饴糖为君，治嗽妙品，且能补土以生金，肺损虽难着手，不患其不可治也。然不独治肺损，凡五劳七伤，皆可以通治。

黄芪建中汤 治虚劳里急，诸不足者主之。

即小建中汤加黄芪一两五钱。气短胸满者，加生姜；腹中满者，去枣加茯苓一两半；及疗肺虚损不足，补气，加半夏三两。

歌曰：小建汤加两半芪，诸虚里急治无遗；急当甘缓虚当补，愈信长沙百世师。

加减歌曰：气短胸满生姜好，三两相加六两讨；如逢腹满胀难消，加茯两半除去枣。及疗肺虚损不足，补气还须开窍早；三两半夏法宜加，蠲除痰饮为至宝。

元犀按：虚劳里急者，里虚脉急也；诸不足者，五脏阴精阳气俱不足也。经云：阴阳俱不足，补阴则阳脱，泻阳则阴竭，如是者，当调以甘药。又云：针药所莫及，调以甘药，故用小建中汤。君以饴糖、甘草，本稼穑作甘之味，以建立中气，即《内经》所谓“精不足者，补之以味”是也；又有桂枝、姜、枣之辛甘，以宣上焦阳气，即《内经》所谓“辛甘发散为阳”是也。夫血气①生于中焦，中土虚则木邪肆，故用芍药之苦泄，于土中泻木，使土木无忤，而精气以渐而复，虚劳诸不足者，可以应手而得耳。加黄芪者，以其补虚塞空，贯腠通络，尤有专长也。

八味肾气丸方见妇人科　治虚劳腰痛，少腹拘急，小便不利者，此丸主之。

薯蓣丸　治虚劳诸不足，风气百疾。

薯蓣三十分　人参七分　白术六分　茯苓五分　甘草二十分　当归十分　芍药六分　芎䓖六分　干地黄十分　麦冬六分　阿胶七分　干姜三分　大枣百枚为膏　桔梗五分　杏仁六分　桂枝十分　防风六分　神曲十分　柴胡五分　白蔹二分　豆黄卷十分

上二十一味，末之，炼蜜和丸如弹子大，空腹酒服一丸，一百丸为剂。

歌曰：三十薯蓣二十草，三姜二蔹百枚枣；桔茯柴胡五分匀，人参阿胶七分讨；更有六分不参差，芎芍杏防麦术好；豆卷地归曲桂枝，均宜十分和药捣；蜜丸弹大酒服之，尽一百丸功可造；风气百疾并诸虚，

① 血气：纬文堂本和经元书局本作“气血”。

调剂阴阳为至宝。

魏念庭曰：人之元气在肺，人之元阳在肾，既剥削则难于遽复矣，全赖后天之谷气资益其生。是营卫非脾胃不能宣通，而气血非饮食无由平复也。仲景故为虚劳诸不足而兼风气百疾立此薯蓣丸之法。方中以薯蓣为主，专理脾胃，上损下损，至此可以撑持；以人参、白术、茯苓、干姜、豆黄卷、大枣、神曲、甘草助之，除湿益气，而中土之令得行矣；以当归、芎䓖、芍药、地黄、麦冬、阿胶养血滋阴；以柴胡、桂枝、防风去邪散热；以杏仁、桔梗、白蔹下气开郁。惟恐虚而有热之人，滋补之药上拒不受，故为散其邪热，开其逆郁，而气血平顺，补益得纳，为至当不易之道也。

酸枣仁汤　治虚劳虚烦不得眠。

酸枣仁二升　甘草一两　知母二两　茯苓二两　芎䓖一两

上五味，以水八升，煮酸枣仁得六升，内诸药煮取三升，分温三服。

歌曰：酸枣仁二升先煮汤，茯知二两佐之良；芎甘各一相调剂，服后恬然足睡乡。

尤在泾云：人寤则魂寓于目，寐则魂藏于肝。虚劳之人，肝气不荣，故以枣仁补敛之。然不眠由于虚烦，必有燥火痰气之扰，故以知母、甘草清热滋燥，茯苓、川芎行气除痰。皆所以求肝之治而宅其魂也。

大黄䗪虫丸　治五劳虚极羸瘦，腹满不能饮食，食伤、忧伤、饮伤、房室伤、饥伤、劳伤、经络营卫气伤，内有干血，肌肤甲错，两目黯黑，缓中补虚者，此丸主之。

大黄十分，蒸　黄芩二两　甘草三两　桃仁一升　杏仁一升　芍药四两　干漆一两　虻虫一升　干地黄十两　水蛭百枚　蛴螬百枚　䗪虫半升

上十二味末之，炼蜜和丸小豆大，酒服五丸，日三服。

歌曰：干血致劳穷源委，缓中补虚治大旨；螬蛭百个䗪半升，桃杏虻虫一升止；一两干漆十地黄，更用大黄十分已；三甘四芍二黄芩，五劳要证须用此；此方世医勿惊疑，起死回生大可恃。

尤在泾曰：风气不去，则足以贼正气而生长不荣，故薯蓣丸为要方。干血不去，则足以留新血而渗灌不周，此丸为上剂。

愚按：此丸从《内经》四乌鲗一藘茹丸悟出，但不如四乌鲗一藘茹丸之平易近人也。

王晋三云：《金匮》血痹虚劳脉证九条，首条是汗出而风吹之，血凝于肤而为痹，然痹未至于干血，后六条是诸虚不足而成劳，然劳亦不至于虚极，故治法皆以补虚、和营卫、去风气为主方。若五劳虚极，痹而内成干血者，悉皆由伤而血瘀，由血瘀而为干血也。

假如阴之五宫[①]，伤在五味，饮食自倍，则食伤于脾。西方生燥，在脏为肺，在志为忧，忧患不止，则营涩卫除，故忧伤于肺。以酒为浆，以妄为常，女子脱血，醉入房中，则饮伤于肝。嗜欲无穷，精气弛坏，则房劳伤于肾。谷气不盈，上焦不行，下脘不通，胃热阴亏，则饥伤于胃。尊荣人[②]有所劳倦，喘息汗出，其伤在荣，若负重努力人[③]，亦伤于荣，荣气属心，故劳伤于心。诸伤而胃亦居其一者，以五脏皆禀气于胃，为四时之病变，死生之要会。胃热液涸，则五脏绝阴气之源，而络痹血干愈速，故饥伤亦列于脏伤之间。其第七句是总结诸伤皆伤其经络营卫之气也。细绎本文云：腹满不能食，肌肤甲错，面目黯黑。明是不能内谷以通流营卫，则营卫凝泣，瘀积之血牢不可破，即有新生之血，亦不得畅茂条达，惟有日渐羸瘦而成内伤干血劳，其有不死者几希矣。仲景乃出佛心仙手，治以大黄䗪虫丸。君以大黄，从胃络中宣瘀润燥，佐以黄芩清肺卫，杏仁润心营，桃仁补肝虚，生地滋肾燥，干漆性急飞窜，破脾胃关节之瘀血，虻虫性升，入阳分破血，水蛭性下，入阴分逐瘀，蛴螬去两肋下之坚血，䗪虫破坚通络行阳，却有神功，故方名标而出之，芍药、甘草扶脾胃，解药毒。缓中补虚者，缓，

① 五宫：指心、肝、脾、肺、肾。
② 尊荣人：指养尊处优的人。
③ 努力人：指体力劳动者。

舒也，绰也，指方中宽舒润血之品而言也。故喻嘉言曰：可用琼玉膏补之，勿以芪、术补中，失却宽舒胃气之义。

附　方

《千金翼》炙甘草汤歌见《伤寒》　治虚劳不足，汗出而闷，脉结悸，行动如常，不出百日，危急者十一日死。

徐云：此虚劳中润燥复脉之神方，今人喜用胶、麦等而畏用姜、桂，岂知阴凝燥气，非阳不能化耶？

魏云：仲景用阴阳两补之法，较后人所制十全、八珍等汤，纯美多矣。

《肘后》獭肝散　治冷劳，又主鬼疰一门相染。

獭肝一具，炙干末之，水服方寸匕，日三服。

歌曰：獭肝变化少人知，一月能生一叶奇；鬼疰冷劳宜此物，传尸虫蛊是专司。

王晋三云：獭肝散，奇方也。葛稚川治尸疰、鬼疰，仲景治冷痨，皆取用之。

按：獭肝性温，能驱阴邪而镇肝魂，不使魂游于上，而生变动之证。盖疰者，邪注于脏也。若注于肝，则肝为善变之脏，邪与魂相合，证变便有二十二种，其虫三日一食，五日一退，变见之证，无非阴象，而獭肝一月生一叶，又有一退叶，是其性亦能消长出入，以杀隐见变幻之虫。真神品也。

卷　三

肺痿肺痈咳嗽上气方

甘草干姜汤　治肺痿吐涎沫而不咳者，其人不渴，必遗尿，小便数。所以然者，以上虚不能制下故也。此为肺中冷，必眩，多涎唾，以此方温之。若服汤已渴者，属消渴。

甘草四两，炙　干姜二两，炮

上㕮咀，以水三升，煮取一升五合，去滓，分温再服。

歌曰：二两干姜四炙甘，姜须炮透旨须探《伤寒》《金匮》各方中，止此一方用炮；肺中津涸方成痿，气到津随得指南。

蔚按：肺痿皆为热证，然热有虚实之不同。实热宜用寒剂，而此则亡津液而致虚，以虚而生热。若投以苦寒之剂，非苦从火化而增热，则寒为热拒而不纳矣。此方妙在以甘草之大甘为主，佐以炮透之干姜，变其辛温之性而为苦温之用，于甘温除大热成法中，又参以活法。面面周到，神乎！神乎！

射干麻黄汤　治咳而上气，喉中水鸡声者，主之。

射干三两　麻黄　生姜各四两　细辛　紫菀　款冬

花各三两　大枣七枚　半夏半升　五味半升

上九味，以水一斗二升，先煮麻黄两沸，去上沫，内诸药，煮取三升，分温三服。

歌曰：喉中咳逆水鸡声，三两干辛款菀行；夏味半升枣七粒，姜麻四两破坚城。

上方主温，此方主散[①]。

尤在泾云：咳而上气，肺有邪则气不降而反逆也。肺中寒饮，上入喉间，为呼吸之气所激，则作声如水鸡。射干、紫菀、款冬利肺气，麻黄、细辛、生姜发邪气，半夏降逆气，而以大枣安中，五味敛肺，恐劫散之药并伤及其正气也。

皂荚丸　治咳逆上气，时时吐浊，但坐不得眠者，此丸主之。

皂荚八两，刮去皮，酥炙

上一味末之，蜜丸梧子大，以枣膏和汤服三丸，日三夜一服。

歌曰：浊痰上气坐难眠，痈势将成壅又坚；皂荚蜜丸调枣下，绸缪须在雨之前。

蔚按：痰有固而不拔之势，故用皂荚开其壅闭、涤其污垢，又以枣膏安其胃气，祛邪中不离养正之法。

厚朴麻黄汤　治咳而脉浮者主之。

厚朴五两　麻黄四两　石膏如鸡子大　杏仁半升　半夏

---

① 散：原作“之”，据纬文堂藏板本改。

半升　干姜　细辛各二两　小麦一升　五味半升

上九味，以水一斗二升，先煮小麦熟，去滓，内诸药，煮取三升，温服一升，日三服。

歌曰：杏仁夏味半升量，升小麦四麻五朴良；二两姜辛膏鸡蛋大，脉浮咳喘此方当。一本半夏用至六升，此遵徐注，半夏止用半升。

元犀按：咳而脉浮者，内有饮而表有邪也。表邪激动内饮，饮气上凌，则心肺之阳为之蒙蔽，故用厚朴麻黄汤宣上焦之阳，降逆上之饮。方中厚朴宽胸开蔽，杏仁通泄肺气，助麻黄解表出邪，干姜、五味、半夏、细辛化痰涤饮，小麦保护心君，然表邪得辛温而可散，内饮非质重而难平，故用石膏之质重者，降天气而行治节，使水饮得就下之性，而无上逆之患也，尤妙先煮小麦，补心养液，领诸药上行下出，为攘外安内之良图。可知仲师之方无微不到，学者当细心体认，方得其旨焉。

泽漆汤　治咳而脉沉者，此汤主之。

半夏半升　泽漆三升，以东流水五斗，煮取一斗五升　紫参一本作紫菀　生姜　白前各五两　甘草　黄芩　人参　桂枝各三两

上九味，㕮咀，内泽漆汤中煮取五升，温服五合，至夜尽。

歌曰：五两紫参姜白前，三升泽漆法分煎；桂芩参草同三两，半夏半升涤饮专。

元犀按：咳而脉浮者，表有邪也。表邪不解，则干动内饮而为咳，用厚朴麻黄汤宽胸解表，一鼓而下，则外邪、内饮一并廓清矣。至于咳而脉沉者，里不和也。里气不和，由于天气不降，治节不行，而水道不通，致内饮上逆为咳矣。用泽漆汤者，君泽漆，壮肾阴，镇水逆；佐以紫菀、白前，开肺气，散结气，以达阳气；又以半夏、黄芩，分阴阳，安胃气，以降逆气，并和里气；生姜、桂枝，调营卫，运阳气，并行饮气；人参、甘草，奠中土，交阴阳以和之。犹治水者，先修堤岸，以杜其泛滥之患也。先煮泽漆者，取其气味浓厚，领诸药入肾，充肾气，使其吸引有权，则能通府以神其妙用焉。

受业林礼丰按：本方主太阳之里，太阳底面便是少阴，咳而脉沉者，病在太阳之里、少阴之表也。盖太阳主皮毛，邪伤皮毛，必干于肺，肺伤则不能生水，而少阴之枢逆于下，故立此方。君以泽漆者，以其气味苦寒，壮肾阴，利水而止咳也，复用白前宣肺气，黄芩泄肺热，人参补肺虚，甘草安脾气，紫菀开结气，桂枝化膀胱，半夏降逆，生姜涤饮，则肺邪可驱，肺虚可补，肾阴可壮，州都可达矣。煎法先煮泽漆，汤成而后入诸药者，取其领诸药以神其妙用也。

麦门冬汤 治火逆上气，咽喉不利，止逆下气者，此汤主之。

麦门冬七升 半夏一升 人参 甘草各二两 粳米三

合 大枣十二枚

上六味，以水一斗二升，煮取六升，温服一升，日三夜一服。

歌曰：火逆原来气上冲，一升半夏七升冬，参甘二两粳三合，枣十二枚是正宗。

喻嘉言云：于大建中气、大生津液队中，增入半夏之辛温一味，其利咽下气，非半夏之功，善用半夏之功，擅古今未有之奇矣！

葶苈大枣泻肺汤 治肺痈，喘不得卧者，主之。

葶苈熬令黄色，捣丸如鸡子大 大枣十二枚

上先以水三升煮枣，取二升，去枣，内葶苈，煮取一升，顿服。

歌曰：喘而不卧肺痈成，口燥口中辟辟干燥胸疼胸中隐隐痛数实呈肺痿脉数而虚，肺痈脉数而实；葶苈一丸十二枣，雄军直入夺初萌。

尤在泾云：葶苈苦寒，入肺泄气闭，加大枣甘温以和药力，与皂荚丸之饮以枣膏同法。

桔梗汤 治肺痈咳而胸满，振寒脉数，咽干不渴，时出浊唾腥臭，久久吐脓如米粥者，此汤主之。

桔梗一两 甘草二两

上以水三升，煮取一升，分温再服，则吐脓血也。

歌曰：脓如米粥肺须清，毒溃难支药要轻；甘草二兮桔一两，土金合化得生生。

元犀按：肺痈尚未成脓，用葶苈泻之，今已溃后，用此汤排脓解毒，宜缓治，不可峻攻也。余解见《伤寒长沙方歌括》。

越婢加半夏汤 治咳而上气，此为肺胀，其人喘，目如脱状，脉浮大者，此汤主之。

麻黄六两 石膏半斤 生姜三两 大枣十二枚 甘草二两 半夏半升

上六味，以水六升，先煮麻黄，去上沫，内诸药，煮取三升，分温三服。

歌曰：风水多兮气亦多，水风相搏浪滔滔；全凭越婢平风水，加夏半升奠巨波。

元犀按：此肺胀，原风水相搏，热气奔腾，上蒸华盖，走入空窍，故咳而上气喘，目如脱状证。脉浮大者，风为阳邪，鼓荡于其间故也。方用麻黄、生姜直攻外邪，石膏以清内热，甘草、大枣可[①]补中气，加半夏以开其闭塞之路，俾肺窍中之痰涎净尽，终无肺痈之患也。

小青龙加石膏汤 治肺胀，咳而上气，烦躁而喘，脉浮者，心下有水，此汤主之。

小青龙方见《伤寒论》，再加石膏二两，即此方也。

歌曰：小龙分两照原方，二两膏加仔细详；水饮得温方可散，欲除烦躁藉辛凉。

① 纬文堂藏板本和宝庆经元书局本皆作“以”。

尤在泾云：此亦内邪外饮相搏之证，但兼烦躁，则挟有热邪。特加石膏，即大青龙例也。然心下有水，非温药不得开而去之，故不用越婢加半夏，而用小青龙加石膏。寒温并进，水热俱捐，于法为尤密矣。

魏念庭云：师为肺冷而干燥将痿者，立甘草干姜汤一方；为肺热而枯焦将致痿者，立麦门冬汤一方，皆预治肺痿之法也，师为有表邪而肺郁，恐成痿与痈者，立射干汤一法；为无外邪而气上逆者，恐其成痈，立皂荚丸一法；为有外邪而预理其肺者，立厚朴麻黄汤一法；有外邪而复有内热者，立泽漆汤一法，皆预治肺气，不令成痿痈之意也。又为有外邪而肺胀急，立越婢加半夏汤一法；有外邪而复有内热，肺胀烦躁者，立小青龙加石膏一法，亦皆预治肺气，不令成痈痿之意也。主治者果能明此，选择比属而用之，又何大患之可成乎？及肺痈已成，用大枣葶苈泻肺汤；久久吐脓如米粥，用桔梗汤。不以病之不可为而弃之，益见济人无已之苦心也。

附　　方

《外台》炙甘草汤方歌见《伤寒》　治肺痿涎唾多，心中温温液液者。

元犀按：肺痿涎唾多，心中温温液液者，心阴不足也。心阴不足则心阳上炽，势必克金而成肺痿。方用炙甘草汤生津润燥，养阴维阳，使阴复而阳不浮，则清肃之令自行于肺矣。余义见《伤寒论》，不再赘。

《千金》甘草汤歌解见《伤寒长沙方歌括》　甘草一味，以水三斗，煮减半，温分三服。

《千金》生姜甘草汤　治肺痿咳唾涎沫不止，咽燥而渴。

生姜五两　人参三两　甘草四两[①]　大枣十五枚

上四味，以水七升，煮三升，分温三服。

歌曰：肺痿唾涎咽燥殃，甘须四两五生姜；枣枚十五[②]参三两，补土生津润肺肠。

元犀按：中者，土也。土能生金，金之母，即资生之源也。夫肺痿咳唾涎沫不止，咽燥而渴者，是中土虚，水气逆，阻其津液不能上滋也。方用生姜甘草汤者，君生姜破阴行阳，蒸津液上滋；佐以人参，入太阴，振脾中之阳，育肺中之阴；又以枣、草助之，为资生之始，令土旺则生金制水矣。

《千金》桂枝去芍药加皂荚汤　治肺痿吐涎沫。

桂枝　生姜各三两　甘草二两　大枣十二枚　皂荚一枚，去皮子，炙焦

上五味，以水七升，微火煮取三升，分温三服。

歌曰：桂枝去芍本消阴，痰饮挟邪迫肺金；一个皂驱黏腻浊，桂枝运气是良箴。

元犀按：非辛温之品，不能行阳运气；非甘润之

---

① 四两：原作“二两”，据《金匮要略》和方歌改。

② 十五：原作“十二”，据《金匮要略》和前文改。

品，不能补土生津。君以姜、桂之辛温，行阳消阴；佐以大枣、甘草之甘润，补阴生液；若夫开壅塞，涤污垢，以净其涎沫者，则皂荚尤有专长耳。

《外台》桔梗白散歌解见《伤寒歌括》　治咳而胸满，振寒脉数，咽干不渴，时出浊唾腥臭，久久吐脓如米粥者，为肺痈。

桔梗　贝母各三分　巴豆一分，去皮，熬，研如霜

上三味为散，强人饮服半钱匕，羸者减之。病在膈上者吐脓，在膈下者泻出，若下多不止，饮冷水一杯则定。

《千金》苇茎汤　治咳有微热，烦满，胸中甲错，是为肺痈。

苇茎二升　薏苡仁半升　桃仁五十粒　瓜瓣半升

上四味，以水一斗，先煮苇茎得五升，去滓，内诸药煮取二升，服一升，再服，当吐如脓。

歌曰：胸中甲错肺痈成，烦满咳痰数实呈；苡瓣半升桃五十，方中先煮二升茎。

元犀按：此方以湿热为主。咳有微热、烦满、胸中甲错者，是湿热之邪结在肺也。肺既结，则阻其气血不行而为痈矣。方用苇茎解气分之热结；桃仁泄血分之热结；薏苡利湿，清结热之源；瓜瓣排瘀，开结热之路。方下注云：再服当吐如脓者，指药力行、肺痈溃矣。

葶苈大枣泻肺汤　治肺痈胸满胀，一身面目浮肿，鼻塞清涕出，不闻香臭酸辛，咳逆上气，喘鸣迫塞，

此汤主之。方见上。三日一剂，可至三四剂，此先服小青龙汤一剂乃进。

奔　豚　方

奔豚汤　治奔豚气上冲胸，腹痛，往来寒热者，主之。

甘草　当归　芎䓖　黄芩　芍药各二两　半夏　生姜各四两　生葛五两　甘李根白皮一升

上九味，以水二斗，煮取五升，温服一升，日三夜一服。

歌曰：气冲腹痛号奔豚，四两夏姜五两葛根；归芍芎芩甘二两，李皮须到一升论。

按：《伤寒论》云：厥阴之为病，气上冲心。今奔豚而见往来寒热，腹痛，是肝脏有邪，而气通于少阳也。

魏念庭云：上下升降，无论邪正之气，未有不由少阳，少阳为阴阳之道路也。阴阳相搏则腹痛，气升则热，气降则寒，随奔豚之气作患也。

徐忠可云：此方合桂枝、小柴胡二汤，去柴胡，去桂枝，去大枣，以太阳、少阳合病治法，解内外相合之客邪。肝气不调而加辛温之芎、归，热气上冲而加苦泄之生葛、李根，不治奔豚，正所以深于治也。

尤在泾云：苓、桂为奔豚主药，而不用者，病不由肾发也。

按：服此汤而未愈者，用乌梅丸神效。

桂枝加桂汤歌见《伤寒》　治发汗后烧针令其汗，针处被寒，核起而赤者，必发奔豚，气从少腹上至心，灸其核上各一壮，与此汤主之。

元犀按：汗后又迫其汗，重伤心气，心气伤不能下贯元阳，则肾气寒而水滞也。加以针处被寒，为两寒相搏，必夹肾邪而凌心，故气从少腹上至心，发为奔豚也。灸之者，杜其再入之患；用桂枝汤补心气以解外邪；加桂者，通肾气，暖水脏，而水邪化矣。

茯苓桂枝甘草大枣汤歌见《伤寒》　治发汗后，脐下悸者，欲作奔豚，此汤主之。

此发汗后心气不足，而后肾气乘之，脐下悸，即奔豚之兆也。

孙男心典禀按：因惊而得，似只宜以心为治也。然自下而上，动于肾气，激乱于厥阴，而撤守在心，实三经同病也。仲景三方，亦微示其意，学者当隅反之。余读《金匮》茯苓桂枝甘草大枣汤治汗后肾气凌心，即悟桂枝甘草汤叉手冒心之治也，更悟桂枝去芍药加蜀漆牡蛎龙骨救逆汤火逆惊狂之治也。因奔豚汤治气上冲胸，即悟乌梅丸气上冲心之治，并四逆散加茯苓，心下悸之治也。因桂枝加桂汤治气从少腹上冲心，即悟理中汤去术加桂，脐下动气之治也。先祖云：仲景书一言一字，俱是活法，难与不读书者道，亦难与读书死于句下者道也。

胸痹心痛短气方

瓜蒌薤白白酒汤 治胸痹病，喘息咳唾，胸背痛，短气，寸口脉沉而迟，关上小紧数者，此汤主之。

瓜蒌实一枚，捣 薤白半升 白酒七升

上三味同煮，取二升，分温再服。

歌曰：胸为阳位似天空，阴气弥沦痹不通；薤白半升瓜蒌一个，七升白酒奏奇功。

孙男心典禀按：胸为气息之路，若阴邪占居其间，则阻其阳气不通，故生喘息、咳唾、胸背痛诸证。寸口者，脉之大会，阳之位也。《内经·诊脉篇》[1] 云：上竟上者，胸喉中事也。上附上，右外以候肺，内以候胸中，左外以候心，内以候膻中。此云：寸口脉沉而迟，关上小紧数。寸口，即《内经》所谓上竟上也。沉为在里，迟为虚寒。关上者，即《内经》所谓上附上也。紧为阴邪，数为阳气，显系胸中阳气被阴寒痹塞，阻其前后之气，不相贯通，故见以上种种诸证。方中用瓜蒌开胸结，薤白宣心阳，尤妙在白酒散痹通阳，引气血环转周身，使前后之气贯通无碍，则胸中旷若太空，有何胸痹之患哉？

瓜蒌薤白半夏汤 治胸痹不得卧，心痛彻背者主之。

---

① 《内经·诊脉篇》：当为《素问·脉要精微论》。

瓜蒌实一枚，捣　薤白三两　半夏半升　白酒一斗

上四味同煮，取三升，温服一升，日三服。

歌曰：胸背牵疼不卧时上言胸背痛，兹又加以不得卧，其痛甚矣。所以然者，有痰饮以为之援也，半升半夏一蒌施；薤因性湿惟三两即前汤减薤白，只用三两，恶其湿也。增入半夏半升，取其燥也，斗酒同煎涤饮奇。

犀按：加半夏一味，不止涤饮，且能和胃而通阴阳。

枳实瓜蒌薤白桂枝汤　治胸痹，心中痞气留结在胸，胸满，胁下逆抢心者，此汤主之；人参汤亦主之。

枳实四枚　薤白半升　桂枝一两　厚朴四两　瓜蒌实一枚，捣

上五味，以水五升，先煮枳、朴，取二升，去滓，入诸药再煮数沸，分温再服。

歌曰：痞连胸胁逆攻心尤云：心下痞气，是气痹而成痞也。按：胁下逆抢心者，气不由中上而从胁逆，是中痹而阻诸气之往来也，薤白半升四朴寻；一个瓜蒌一两桂，四枚枳实撤浮阴尤云：宜急通其痞结之气。

元犀按：枳实、厚朴泄其痞满，行其留结，降其抢逆，得桂枝化太阳之气，而胸中之滞塞自开，以此三药与薤白、瓜蒌之专疗胸痹者而同用之，亦去疾莫如尽之旨也。

人参汤即桂枝人参汤。方见《伤寒论》

歌曰：理中加桂人参汤尤云：速复其不振之阳，阳复阴邪不散藏；休讶补攻分两道，道消小人道消道长君

子道长细推详。

元犀按：此别胸痹证虚实之治。实者，邪气搏结，闭塞心胸，故不用补虚之品，而专以开泄之剂，使痹气开则抢逆平矣。虚者，心阳不足，阴气上弥，故不以开泄之剂，而以温补为急，使心气旺则阴邪自散矣。

尤在泾云：去邪之实，即所以安正；补阳之虚，即所以逐阴。是在审其病之久暂，与气之虚实而决之。

茯苓杏仁甘草汤 治胸痹，胸中气塞，短气者，此汤主之；橘皮枳实生姜汤亦主之。

茯苓三两 杏仁五十个 甘草一两

上三味，以水一斗，煮取五升，温服一升，日三服。不差，更服。

歌曰：痹而短气孰堪医，甘一苓三淡泄之；更有杏仁五十粒，水行则气自顺不求奇。

橘皮枳实生姜汤 橘皮一斤 枳实三两 生姜半斤

上三味，以水五升，煮取二升，分温再服。

歌曰：痹而气塞又何施？枳实辛香三两宜；橘用一斤姜减半，气开则结自散勿迟疑。

受业林礼丰按：胸痹胸中气塞者，由外邪搏动内饮，充塞于至高之分，闭其气路，非辛温不能涤饮散邪，非苦泄不能破塞调气。故重用橘皮、生姜之大辛大温者，散胸中之饮邪；枳实之圆转苦辛者，泄胸中之闭塞，譬之寇邪充斥，非雄师不能迅扫也。至若胸痹短气，乃水邪射肺阻其出气，只用甘草奠安脾气，杏仁开泄肺气，重用茯苓清治节，使水顺趋于下，水行而气自治，譬之导流归海而横逆自平也。二方并列，一用辛开，一用淡渗，学者当临机而酌宜焉。

薏苡附子散　治胸痹缓急者，此散主之。

薏苡仁十五两　大附子十枚，炮

上二味，杵为散，服方寸匕，日三服。

歌曰：痹来缓急属阳微经云：阳气者，精则养神，柔则养筋，附子十枚切莫违；更有薏仁十五两，筋资阴养得阳归。

元犀按：薏苡禀阳明金气，金能制风，肝为风脏而主筋，取治筋之缓急，人之所知也。合附子以大补阳气，其旨甚奥。经云：阳气者，精则养神，柔则养筋是也。《伤寒论》桂枝加附子汤与此相表里。

桂枝生姜枳实汤　治心中痞，诸逆心悬痛者，此汤主之。

桂枝　生姜各三两　枳实五两

上三味，以水六升，煮取三升，分温三服。

歌曰：心悬而痛痞相连，痰饮上弥客气填；三两桂姜五两枳，祛寒散逆并攻坚。

元犀按：心下痞者，心阳虚而不布，阴邪潜居心下而作痞也。尤云：诸逆，该痰饮、客气而言。心悬痛者，如空中悬物摇动而痛也。此注亦超。主以桂枝生姜枳实汤者，桂枝色赤，补心壮阳；生姜味辛，散寒降逆；佐以枳实之味苦气香，苦主泄，香主散，为泄痞散逆之妙品，领姜、桂之辛温旋转上下，使阳气普照，阴邪迅扫而无余耳。

乌头赤石脂丸 治心痛彻背，背痛彻心者，此丸主之。

乌头一分，炮 蜀椒 干姜各一两 附子半两 赤石脂一两

上五味末之，蜜丸如桐子大，先食服一丸，日三服。不知，稍加服。

歌曰：彻背彻胸痛不休前言心痛彻背，尚有止息之时，今则阴寒极而痛极矣，阳光欲熄实堪忧非薤白之类所能治也；乌头一分五钱附，赤石椒姜一两求。

喻嘉言曰：前后牵连痛楚，气血疆界俱乱，若用气分诸药，转益其痛，势必危殆。仲景用蜀椒、乌头一派辛辣，以温散其阴邪，然恐胸背既乱之气难安，而即于温药队中，取用干姜之守、赤石脂之涩，以填塞厥气所横冲之新队，俾胸之气自行于胸，背之气自行于背，各不相犯，其患乃除，此炼石补天之精义也。今人知有温气、补气、行气、散气诸法，亦知有填塞邪气攻冲之诀，令胸背阴阳二气并行不悖也哉。

附　　方

九痛丸 治九种心痛一虫、二注、三风、四悸、五食、六饮、七冷、八热、九去来痛是也。而并以一方治之者，岂痛虽有九，其因于积冷结气者多耶？

附子三两，炮　生狼牙　巴豆去皮，熬，研如膏　干姜　吴茱萸　人参各一两

上六味末之，炼蜜丸如梧桐子大，酒下。强人初服三丸，日三服。弱者二丸。

兼治卒中恶，腹胀，口不能言。又治连年积冷，流注心胸痛，并冷冲上气，落马，坠车，血疾等证，皆主之。忌口如常法。

歌曰：九种心疼治不难，狼牙吴萸姜巴豆附参安；附须三两余皆一，攻补同行仔细看。

魏云：凡结聚太甚，有形之物参杂其间，暂用此丸，政刑所以济德礼之穷也。

腹满寒疝宿食方

附子粳米汤　治腹中寒气，雷鸣切痛，胸胁逆满，呕吐者，此汤主之。

附子一枚，炮　半夏　粳米各半升　甘草一两　大枣十枚

上五味，以水八升，煮米熟，汤成，去滓，温服一升，日三服。

歌曰：腹中切痛作雷鸣，胸胁皆膨呕吐成；附子一枚枣十个，半升粳夏一甘烹。

元犀按：腹中雷鸣，胸胁逆满呕吐，气也，半夏功能降气；腹中切痛，寒也，附子功能驱寒；又佐以甘草、粳米、大枣者，取其调和中土，以气逆为病进

于上，寒生为病起于下，而交乎上下之间者，土也。如兵法击其中坚，而首尾自应也。

厚朴七物汤 治腹满发热十日，脉浮而数，饮食如故者，此汤主之。

厚朴半斤 甘草 大黄各三两 大枣十枚 枳实五枚 桂枝二两 生姜五两

上七味，以水一斗，煮取四升，温服八合，日三服。呕者加半夏五合，下利去大黄，寒多者加生姜至半斤。

歌曰：满而便闭脉兼浮，三两甘黄八朴投；二桂五姜十个枣，五枚枳实效优优[①]。

元犀按：病过十日，腹满发热，脉浮而数。夫脉浮而发热，邪盛于表也。腹满而脉数，邪实于里也。表里俱病，故以两解之法治之。取桂枝汤去芍药之苦寒，以解表邪而和营卫；小承气汤荡胃肠以泄里实。故虽饮食如故，以病已十日之久，表里交病，邪不去则正不复，权宜之法，在所必用也。呕者，气逆于上也，故加半夏以降逆；下利去大黄者，以表邪未解，恐重伤胃气以陷邪也；寒多加生姜者，以太阳本寒之所盛，重用生姜以散寒也。

大柴胡汤歌见《伤寒》 按之心下满痛者，此为实也，当下之，宜此汤。

犀按：实者当下症，大承气汤尤恐不及，况大柴

---

① 优优：和适，协调。

胡汤乎？按之心下满痛者，太阳之邪逆而内干少阳，枢机阻而不利也。用大柴胡汤宣外达内，使少阳之气从太阳之开而解矣。

厚朴三物汤 治痛而便闭者，此汤主之。

厚朴八两 大黄四两 枳实五枚

上三味，以水一斗二升，先煮二味，取五升，内大黄煮取三升，温服一升，以利为度。

歌曰：痛而便闭下无疑，四两大黄朴倍之；枳用五枚先后煮，小承变法更神奇。

尤在泾云：承气意在荡实，故君大黄；三物意在行气，故君厚朴。

元犀按：此方不减大黄者，以行气必先通便，便通则肠胃畅而脏腑气通，通则不痛也。

大承气汤歌见《伤寒》 治腹满不减，减不足言，当下之。

以上三方，虽缓急不同，而攻泄则一，所谓中满泻之于内也。《伤寒论浅注》已解，毋庸再赘。

大建中汤 治心胸中大寒痛，呕不能饮食，腹中满，上冲皮起，出见有头足，上下痛而不可触近者，此汤主之。

蜀椒二合，炒去汗 干姜四两 人参二两

上三味，以水四升，煮取二升，去滓，内胶饴一升，微火煎取二升，分温再服。如一炊顷，可饮粥一升，后更服，当一日食糜粥，温覆之。

歌曰：痛呕食艰属大寒，腹冲头足触之难脐脏经络皆寒所痹，痛甚手不可近也；干姜四两椒二合，参二饴升食粥安。

受业林礼丰按：胸为阳气出入之位。师云：心胸中大寒者，胸中之阳不宣，阴寒之气从下而上也。痛者，阴寒结聚也。呕者，阴寒犯胃也。不能食腹中满者，阴寒犯脾也。上冲皮起，出见有头足者，阴寒横逆于中也。上下痛而不可触近者，是寒从下上，彻上彻下，充满于胸腹之间，无分界限，阳气几乎绝灭矣。扼要以图，其权在于奠安中土。中焦之阳四布，上下可以交泰无虞，故主以大建中汤。方中重用干姜温中土之寒，人参、饴糖建中焦之气，佐以椒性纯阳下达，镇阴邪之逆，助干姜以振中胃之阳。服后一饮顷饮粥者，亦温养中焦之气以行药力也。

大黄附子汤　治胁下偏痛，脉紧弦，此寒也，以温药下之，宜此汤。

大黄三两　附子三枚　细辛二两

上三味，以水五升，煮取二升，分温三服。若强人，煮取二升半，分温三服，服后如人行四五里，进一服。

歌曰：胁下偏疼脉紧弦，若非温下恐迁延；大黄三两三枚附，二两细辛可补天。

尤在泾云：阴寒成聚，非温不能已其寒，非下不能去其结。故曰阴寒聚结，宜急以温药下之。

赤丸方　治寒气厥逆者。

乌头二两，炮　茯苓四两　细辛一两　半夏四两

上四味末之，内真朱为色，炼蜜为丸，如麻子大，先食饮酒下三丸，日再服。一服不知，稍增，以知为度。

歌曰：寒而厥逆孰为珍？四两夏苓一两辛；中有乌头二两炮，蜜丸朱色妙通神。

元犀按：寒气而至厥逆，阴邪盛也，方中乌头、细辛以温散独盛之寒，茯苓、半夏以降泄其逆上之气，人所共知也。而以朱砂为色，其玄妙不可明言，盖以此品具天地纯阳之正色，阳能胜阴，正能胜邪，且以镇寒气之浮，而保护心主，心主之令行，则逆者亦感化而孝顺矣。

大乌头煎　治腹满脉弦而紧，弦则卫气不行，即恶寒；紧则不欲食，邪正相搏，即为寒疝；寒疝绕脐痛，若发则白津出，手足厥冷；其脉沉紧者，此主之。犀按：白津者，汗淡不咸，或未睡时泄精漏精，大便下如白痰，若猪脂状，俱名白津。

乌头大者五枚，熬，去皮，不必咀

上以水三升，煮取一升，去滓，内蜜二升，煎令水气尽，取二升，强人服七合，弱人服五合。不差，明日更服，不可一日更服。

歌曰：沉紧而弦痛绕脐，白津汗出淡而不咸之名厥逆四肢冷冷凄凄一身恶寒之甚，乌头五个煮添蜜，顷刻颠危快挈提。

元犀按：上条与本条，俱阴寒内结之症。寒为厥，气为逆，是积久阴邪聚满于中也。阴邪动则气逆，当

为喘呕不能食矣；阴邪结则阻其阳气不行，故肢厥肤冷，腹中痛，自汗出矣。曰寒气厥逆者，乃纯阴用事，阳气将亡，法宜温中壮阳，大破阴邪，非甘温辛热之品，焉能救其万一哉？

当归生姜羊肉汤 治寒疝腹中痛，及胁痛里急者主之。

当归三两 生姜五两 羊肉一斤

上三味，以水八升，煮取三升，温服七合，日三服。若寒多，加生姜成一斤；痛多而呕者，加橘皮二两，白术一两；加生姜者，亦加水五升，煮取三升二合服之。

歌曰：腹痛胁疼腹胁皆寒气作主，无复界限，里急不堪是内之营血不足，致阴气不能相营而急，羊斤姜五并归三；于今豆蔻香砂法，可笑依盲授指南。

附加减歌曰：寒多增到一斤姜，痛呕宜加橘术商；术用一兮橘二两，祛痰止呕补中方。

元犀按：方中当归行血分之滞而定痛，生姜宣气分之滞而定痛，亦人所共晓也。妙在羊肉之多，羊肉为气血有情之物，气味腥膻浓厚，入咽之后即与浊阴混为一家，旋而得当归之活血而血中之滞通，生姜之利气而气中之滞通，通则不痛，而寒气无有潜藏之地，所谓先诱之而后攻之者也。苟病家以羊肉太补而疑之，是为流俗之说所囿，其中盖有命焉，知几者即当婉辞而去。

乌头桂枝汤桂枝汤见《伤寒》 治寒疝腹中痛，逆冷，手足不仁。若身疼痛，灸刺诸药不能治者，抵当乌头桂枝汤主之。

乌头五枚

上一味，以蜜二斤煎减半，去滓，以桂枝汤五合解之，令得一升后，初服五合，不知，即服三合；又不知，复加至五合。其知者如醉状，得吐者为中病。

歌曰：腹痛内寒身疼外寒肢不仁脾主四肢，不仁者，寒盛于中，无阳气以温之也，药攻刺灸治非真或攻其内，或攻其外，邪气牵制不服，而可以抵当其病者，惟有本方；桂枝汤照原方煮，蜜煮乌头合用神。

按：解之者，溶化也。知，效也。如醉状，外寒方解。得吐者，内寒已伸，故为中病也。

道光庚辰岁，予大小儿年二十六岁，初病时少腹满，两旁相去有六寸远结二痈，长三寸，阔二寸，不红不痛，其气似相通状，大便不通，发作寒热，食少。医者纷纭不一，或以托里发散，或用下法，药多不效。至二三日之后，少腹满，渐高胀及腹上，及胸胁，逆气冲及咽喉，药物饮食不能下咽，气喘，冷汗出，四肢厥，有一时许竟目直口开。予不得已，用大温回阳之剂灌之，其初不能下咽，后约进有四分之一，其气略平些，苏回。予查其病症，云夜夜泄精，或有梦，或无梦，泄时知觉，以手捏之，有二三刻久方止，夜夜如是，后惊不敢睡，至鸡鸣时亦泄，诊其脉弦细芤迟。余思良久，方觉阴寒精自出句，生二痈者，乃阴寒聚结也。治之非大温大毒之品，不能散阴寒之结；

非大补元气，不能胜阴邪之毒也。后用四逆、白通、理中、建中等汤数服，病症渐渐而差。此足见长沙之法，运用无穷。愿后之学者，深思而自得焉可。

附　　方

《外台》乌头汤　治寒疝，腹中绞痛，贼风入攻，五脏拘急，不得转侧，发作有时，令人阴缩，手足厥逆。即大乌头煎。方见上。

《外台》柴胡桂枝汤歌见《伤寒》　治心腹卒中痛者。

柴胡四两　黄芩一两半　人参一两半　半夏二合半　大枣十二枚　生姜三两　甘草一两　桂枝一两半　芍药一两半

上九味，以水六升，煮取三升，温服一升，日三服。

《外台》走马汤　治中恶心痛腹胀，大便不通。

巴豆二枚，去皮心，熬　杏仁二枚

上二味，以绵缠捶令碎，热汤二合，捻取白汁饮之，当下。老少量之，通治飞尸、鬼击病。

歌曰：外来异气伤人多，腹胀心疼走马搓；巴杏二枚同捣细，冲汤捻汁好驱邪。

受业门人林士率雍按：中恶心痛，大便不通，此实邪也。然邪气虽实，亦以体虚而受也，是故有虚实寒热之异，不得执一说而定之。仲师附走马汤者，以巴豆辛温大毒，除鬼注蛊毒，利水谷道；杏仁甘、苦、温，有小毒，入肺经，肺为天，主皮毛，中恶腹胀满者，以恶毒不离皮毛口鼻而入，故亦从皮毛高原之处而攻之，以毒攻毒，一鼓而下也。此附治寒实大毒之邪，气虚者则不可用矣。近世有痧疾病，疑即此也。昔闻之先业师曰：今所谓痧疾者，乃六淫邪毒猛恶厉气所伤，凡所过之处，血气为之凝滞不行，其症或见身痛，心腹胀满绞痛；或通身青紫，四肢厥冷，指甲色如靛青，口噤，牙关紧闭，不能言语；或心中忙乱，死在旦夕，是邪毒内入矣。宜泻其毒，或刺尺泽、委中、足十趾，必使络脉贯通，气血流行，毒邪自解矣。愚意：轻者用刮痧之法，随即服紫金锭，或吐或下或汗出，务使经气流通，毒邪亦解；或吐泻不止，腹痛肢厥，大汗出，脉微欲绝者，宜用白通汤、通脉四逆汤、四逆汤等，以回阳气，以化阴邪，庶毒厉之邪渐消。若口不能开者，当从鼻孔中灌之。

《集验良方》有云：行路之人，路中犯此痧疾者，不得不用刮痧之法。刮后或其人不省者，宜用人尿拌土，将此土环绕脐中，复使同行之人向脐中溺之，使中宫温，则气机转运，血脉流行矣。

大承气汤歌见《伤寒浅注》　寸口脉浮而大，按之反涩，尺中亦微而涩者，有宿食也。此汤主之。

数而滑者，实也，此有宿食，下之愈，宜此汤。

下利不欲食者，此有宿食，当下之，宜此汤。

瓜蒂散歌见《伤寒长沙方》　治宿食在上脘，当吐之，宜此散主之。

卷　四

五脏风寒积聚方

旋覆花汤　治肝着，其人常欲蹈其胸上，先未苦时，但欲饮热者主之。

旋覆花三两　葱十四茎　新绛少许

上三味，以水三升，煮取一升，顿服。

歌曰：肝着之人欲蹈胸肝气着滞反行其气于肺，所谓横之病也。胸者肺之位，欲按摩之以通其气也，热汤一饮便轻松欲饮热者，欲着之气得热则散；覆花三两葱十四，新绛通行少许从。旋覆花咸温下气，新绛和血，葱叶通阳。新绛，查本草无此名。按《说文》：绛，大赤也。《左都赋》注：绛，草也，可以染色。陶宏景曰：绛，茜草也。

麻仁丸歌见《伤寒》　治趺阳脉浮而涩，浮则胃气强，涩则小便数，浮涩相搏，大便则坚，其脾为约，此丸主之。

按：脉浮者阳盛，脉涩者阴伤，脾为胃行其津液，阴伤则脾无所运矣。又约者弱也。脾弱不运，胃中谷食不化，则为积聚症也。余义见《伤寒论》，不再赘。

甘姜苓术汤一名肾着汤　治肾着之病，其人身体重，腰中冷，如坐水中，形如水状，反不渴，小便自利，饮食如故，病属下焦，身劳汗出，衣里冷湿，久久得之，腰以下冷痛，腹重如带五千钱者，此主之。

甘草　白术各二两　干姜　茯苓各四两

上四味，以水五升，煮取三升，分温三服，腰即温。

歌曰：腰冷溶溶坐水泉带脉束于腰间，肾着则腰带病，故溶溶如坐水中状，腹中如带五千钱；术甘二两姜苓四，寒湿同驱岂偶然？

尤在泾云：寒湿之邪，不在肾之中脏，而在肾之外府，故其治不在温肾以散寒，而在燠[①]土以胜水。若用桂、附，则反伤肾之阴矣。

痰饮咳嗽方

苓桂术甘汤歌见《伤寒》　治心下有痰饮，胸胁支满，目眩者。

次孙男心兰禀按：心下者，脾之部位也。饮凌于脾，致脾弱不输，不能制水，则生痰矣，故曰心下有痰饮也。胸乃人身之太空，为阳气往来之道路，饮邪弥漫于胸，盈满于胁，蔽其君阳，溢于支络，故曰胸胁支满也。动则水气荡漾，其变态无常，或头旋转，目冒眩，心动悸诸症，皆随其所作也。主以苓桂术甘

---

① 燠（yù 预）：暖，热。

汤者，以茯苓为君，盖以苓者令也，使治节之令行，而水可从令而下耳；桂枝振心阳以退其群阴，如离照当空则阴霾全消，而天日复明也；白术补中土以修其堤岸，使水无泛滥之虞；更以甘草助脾气转输以交上下，庶治节行，心阳振，土气旺，转输速，而水有下行之势，无上凌之患矣。

肾气丸歌见妇人杂病　治短气有微饮，当从小便去之，苓桂术甘汤主之；此丸亦主之。

次孙男心兰禀按：微者，不显之谓也。饮，水也。微饮者，犹阴霾四布，细雨轻飞之状，阻于胸中，蔽其往来之气，故曰短气。有微饮者，谓微饮阻其气路也。经云：呼出心与肺，吸入肝与肾。若心肺之阳虚，则不能行水化气，用苓桂术甘汤振心阳崇土以防御之，使天日明而阴霾散，则气化行矣。若肾虚而水泛，则吸引无权，当用肾气丸补肾行水，使肾气足，则能通腑而化气，化气[①]则水道通矣。余解见妇人杂病，不再赘。

甘遂半夏汤　治脉伏，其人欲自利，利反快，虽利，心下续坚满，此为留饮欲去故也，此主之。

甘遂大者三枚　半夏十二枚，以水一升，煮取半升，去滓
芍药五枚　甘草如指大[②]一枚，炙

上四味，以水二升，煮取半升，去滓，以蜜半升

---

① 化气：纬文堂藏板本作“气化”。

② 大字下原脱“一枚，炙”，据纬文堂藏板补。

和药汁，煎取八合，顿服之。

歌曰：满从利减续还来去者自去，续者自续，甘遂三枚芍五枚；十二夏枚指大草，水煎加蜜法双该。

尤在泾云：虽利，心下续坚满者，未尽之饮复注心下也。然虽未尽而有欲去之势，故以甘遂、半夏因其势而导之；甘遂与甘草相反而同用之者，盖欲其一战而留饮尽去，因相激而相成也；芍药、白蜜，不特安中，抑缓药毒耳。

十枣汤歌方见《伤寒》　脉沉而弦者，悬饮内痛，病悬饮者，此汤主之。

男元犀按：脉沉主里，弦主饮，饮水凝结，悬于胸膈之间，致咳引内痛也。悬饮既成，缓必滋蔓，急用十枣直达病所，不嫌其峻。意谓始成而即攻之，使水饮下趋而无结痛之患，所谓毒药去病者是也；若畏其猛而不敢用，必迁延而成痼疾矣。

大青龙汤歌见《伤寒》。

小青龙汤歌见《伤寒》　治病溢饮者，当发其汗，大青龙汤主之；小青龙汤亦主之。

男元犀按：师云：饮水流行归于四肢，当汗而不汗出，身体疼重，谓之溢饮，故病溢饮者，以得汗为出路。然饮既流溢，亦随人之脏气寒热而化。饮从热化，故立大青龙汤辛凉发汗以行水；饮从寒化，故立小青龙汤辛温发汗以利水。二方并列，用者当酌其宜焉。

木防己汤　治膈间支饮，其人喘满，心下痞坚，面色黧黑，其脉沉紧，得之数十日，医吐下之不愈，此汤主之。虚者即愈，实者三日复发。复与不愈者，宜此汤去石膏加茯苓芒硝汤主之。

木防己三两　石膏如鸡子大二枚　桂枝二两　人参四两

上四味，以水六升，煮取二升，分温再服。

歌曰：喘满痞坚面色黧，己三桂二四参施；膏枚二个如鸡子，辛苦寒温各适宜。

男元犀按：防己入手太阴肺，肺主气，气化而水自行矣；桂枝入足太阳膀胱，膀胱主水，水行而气自化矣。二药并用，辛苦相需，所以行其水气而散其结气也，水行结散，则心下痞坚可除矣。然病得数十日之久，又经吐下，可知胃阴伤而虚气逆。故用人参以生既伤之阴，石膏以镇虚逆之气，阴复逆平，则喘满面黧自愈矣。此方治其本来，救其失误，面面俱到。

木防己去石膏加茯苓芒硝汤

木防己三两　桂枝二两　茯苓　人参各四两　芒硝三合

上五味，以水六升，煮取二升，去滓，内芒硝，再微煎，分温再服，微利则愈。

歌曰：四两苓加不用膏，芒硝三合展奇韬；气行复聚知为实，以软磨坚自不劳。

魏念庭云：前方去石膏加芒硝者，以其邪既散而复聚，则有坚定之物留作包囊，故以坚投坚而不破者，即以软投坚而必破也。加茯苓者，亦引饮下行之用耳。

泽泻汤 治心下有支饮，其人苦冒眩者，主之。

泽泻五两 白术二两

上二味，以水二升，煮取一升，分温再服。

歌曰：清阳之位饮邪乘，眩冒频频苦不胜；泽五为君术二两，补脾制水有奇能。

受业林礼丰按：心者，阳中之阳。头者，诸阳之会。人之有阳气，犹天之有日也。天以日而光明，犹人之阳气会于头而目能明视也。夫心下有支饮，则饮邪上蒙于心，心阳被遏不能上会于巅，故有头冒目眩之病。仲师特下一“苦”字，是水阴之气荡漾于内，而冒眩之苦有莫可言传者，故主以泽泻汤。盖泽泻气味甘寒，生于水中，得水阴之气而能利水，一茎直上，能从下而上，同气相求，领水阴之气以下走，然犹恐水气下而复上，故用白术之甘温，崇土制水者以堵之，犹治水者之必筑堤防也。古圣用方之妙，有如此者；今人反以泽泻利水伐肾，多服伤目之说疑之。其说创于宋元诸医，而李时珍、张景岳、李士材、汪讱庵辈和之，贻害至今弗熄。然天下人信李时珍之《本草》者，殆未读《神农本草经》耶？余先业师《神农本经小注》最详，愿业斯道者，三复之而后可。

厚朴大黄汤 治支饮胸满者，此汤主之。

厚朴一尺 大黄六两 枳实四枚

上三味，以水五升，煮取二升，分温再服。

歌曰：胸为阳位似天空，支饮填胸满不通；尺朴为君调气分，四枚枳实六黄攻。

元犀按：支饮者，有支派之别也。胸乃阳气之道路，饮为阴邪，言胸满者，乃阴占阳位，填塞胸中而作满也。君以厚朴者，味苦性温，为气分之药，苦降温开，使阳气通，则胸中之饮化矣；枳实形圆臭香，香以醒脾，圆主旋转，故用以为佐；继以大黄直决地道，地道通，则饮邪有不顺流而下出哉？

又按：小承气汤是气药为臣，此汤是气药为君，其意以气行而水亦行，意深矣。三物汤、小承气汤与此汤药品俱同，其分两、主治不同，学者宜细心研究。

葶苈大枣泻肺汤歌见肺痈　支饮不得息，此主之。

元犀按：肺主气，为出入之路。师云：支饮不得息者，乃饮邪壅肺，填塞气路矣。方用葶苈泄肺气以开之，大枣补脾土以纳之，则气息得矣。

小半夏汤　治呕家本渴，渴者为欲解，今反不渴，心下有支饮故也，此汤主之。

半夏一升　生姜半斤

上二味，以水七升，煮取一升半，分温再服。

歌曰：呕家见渴饮当除饮以呕去，故渴，不渴应知支饮居饮能制燥，今以不渴，知心下有支饮；半夏一升姜八两，源头探得病根锄。

男元犀按：《神农本草经》载半夏之功治甚大，仲师各方，无不遵法用之。凡呕者，必加此味。元明后，误认为治痰专药，遂有用朴硝水浸者；有用皂角水及姜水浸者；有用白芥子和醋浸者；市中用乌梅、甘草、青盐等制造者，更不堪入药；近日通用水煮，乘热以白矾拌晒切片者，皆失其本性，不能安胃止呕。宜从古法，以汤泡七次，去涎用之，或畏其麻口，以姜汁、甘草水浸透心，洗净晒干，再以清水浸三日，每日换水，蒸熟晒干用之。支饮之症，呕而不渴者，旁支之饮未尽也。用小半夏汤者，重在生姜散旁支之饮，半夏降逆安胃，合之为涤饮下行之用。神哉！

己椒苈黄丸　治腹满，口舌干燥，此肠间有水气，此方主之。

防己　椒目　葶苈　大黄各一两

上四味末之，蜜丸如梧子大，先食饮服一丸，日三服，稍增，口中有津液。渴者，加芒硝半两。

歌曰：肠中有水口带干水既聚于下，则无复润于上，后即水饮之入，皆趋于下，不能滋其燥，且以益其满矣，腹里为肠按部观腹里为大小二肠部位，大肠主津液，今作满，为水气所伤，则津液不能上达于口舌，故干燥；椒己苈黄皆一两，蜜丸饮服日三餐。

程氏曰：防己、椒目导饮于前，大黄、葶苈推饮于后，前后分消则腹满减而水饮行，脾气转而津液生矣。与上方互异处，当求其理。

小半夏加茯苓汤　治卒呕吐，心下痞，膈间有水，眩悸者，主之。

半夏一升　生姜半斤　茯苓四两

上三味，以水七升，煮取一升五合，分温再服。

歌曰：呕吐悸眩痞又呈，四苓升夏八姜烹；膈间有水金针度，淡渗而辛得病情。

男元犀按：水滞于心下则为痞，水凌于心则眩悸，水阻胸膈，则阴阳升降之机不利，为呕吐。方用半夏降逆，生姜利气，茯苓导水，合之为涤痰定呕之良方。

五苓散歌见《伤寒》 治瘦人脐下有悸，吐涎沫而颠眩，此水也，此方主之。

喻嘉言云：水饮下郁于阴中，挟其阴邪，鼓动于脐则为悸，上入于胃则吐涎沫，及其郁极乃发，直上头目，为颠为眩。五苓散利水以发汗，为分利表里阴阳之法。

男元犀按：脐下动气，去术加桂，仲师理中丸法也。兹何以脐下悸而用白术乎？不知吐涎沫是水气盛，必得苦燥之白术方能制水；颠眩是土中湿气化为阴霾上弥清窍，必得温燥之白术方能胜湿。证有兼见，法须变通。

附　方

《外台》茯苓饮 治心胸中有停痰宿水，自吐出水后，心胸间虚，气满不能食，消痰气，令能食。

茯苓　人参　白术各三两　枳实二两　橘皮二两半　生姜四两

上六味，以水六升，煮取一升八合，分温三服，如人行八九里，通作一服进之。

歌曰：中虚不运聚成痰，枳二两参苓术各三，姜四橘皮二两半，补虚消满此中探。

男元犀按：人参乃水饮症之大忌，此方反用之，盖因自吐出水后虚气作满，脾弱不运而设也。方中人参补脾气，白术健胃气，生姜温中散寒气，茯苓降水气，橘皮、枳实化痰运参术，徐徐斡旋于中，以成其补虚消食散满之妙用。此方施于病后调养则可，若痰饮未散者，切不可用。

十枣汤歌见《伤寒》　咳家其脉弦，为有水，此主之。

支饮家，咳烦，胸中痛者，不卒死，至一百日或一岁，宜此汤主之。

男蔚按：凡人将咳之顷，喉间似哽非哽，似痒非痒，若有若无者，皆饮气干之也。饮气一干，则咳嗽作矣。除痨伤、积损，脉极虚、极细者，别有治法。若咳而脉弦，皆为水饮，皆宜十枣汤攻之。若诊得弦脉，畏不敢用，其饮动肺则咳，动心则烦，搏击阳气则胸痛，即到一百日一岁之久，亦以此方为背城之借，然亦危矣。此言治法当如是也，非谓必用其方，以致败名取怨。

喻云：咳嗽必因于痰饮，而五饮之中，独膈上支饮最为咳嗽根底。外邪入而合之固嗽，即无外邪，而支饮渍入肺中，自令人咳嗽不已，况支饮久蓄膈上，其下焦之气逆冲而上者，尤易上下合邪也。夫以支饮之故，而令外邪可内，下邪可上，不去支饮，其咳终无愈期矣。去支饮，用十枣汤，不嫌其峻。岂但受病之初，即蓄病已久，亦不能舍此而别求良法。

小青龙汤歌见《伤寒》　咳逆倚息不得卧，此方主之。

元犀按：十枣汤专主内饮而不及外邪，此方散外邪，涤内饮，为内外合邪之的方也。以下五方，皆本此方为加减。

桂苓五味甘草汤　治青龙汤下已，多唾口燥，寸脉沉，尺脉微，手足厥逆，气从少腹上冲胸咽，手足痹，其面翕热如醉状，因复下流阴股，小便难，时复冒者，与此汤，治其气冲。按：脉沉微，支厥痹，面如醉，气冲时复冒，似少阴阴阳不交之症，学者可于临症时参辨之则可。

桂枝　茯苓各四两　五味半升　甘草三两，炙

上四味，以水八升，煮取三升，去滓，分温三服。

歌曰：青龙却碍肾元亏肾元亏而误服之，则动冲任之火，致变为已下诸证，上逆下流又冒时气从少腹上冲胸咽，或面热如醉，或热气流于两股，或小便难而昏冒，忽上忽下，在阳无主，如电光之闪烁无定；味用半升苓桂四，甘三扶土镇冲宜。

男元犀按：仲师五味子必与干姜同用，独此方不用者，以误服青龙之后冲气大动，取其静以制动，故暂停不用也。尤云：苓、桂能抑冲气使之下行，然逆

气非敛不降，故以五味之酸敛其气，土厚则阴火自伏，故以甘草之甘补其中也。

桂苓五味甘草去桂加姜辛汤　治服前药冲气即低，而反更咳、胸满者，此汤主之。

茯苓四两　甘草　干姜　细辛各三两　五味子半升

上五味，以水八升，煮取三升，去滓，温服半升，日三服。

歌曰：冲气低时得桂苓之力而低咳寒饮渍肺则咳满寒饮贮胸则满频，前方去桂益姜辛两次用桂而邪不服，以桂能去阳分凝滞之寒，不能驱脏腑沉匿之寒，必得干姜、细辛大辛大热，方能泄胸中之满而止咳也；姜辛三两依原法，原法通微便出新。

苓甘五味姜辛半夏汤　治服药前咳满即止，而更复渴，冲气复发者，以细辛、干姜为热药也。服之当遂渴，而渴反止者，为支饮也。支饮者，法当冒，冒者必呕，呕者复内半夏，以去其水。

茯苓四两　甘草　细辛　干姜各三两　半夏　五味各半升

上六味，以水八升，煮取三升，去滓，温服半升，日三服。

歌曰：咳满平时咳满之病，得姜辛而除渴又加，旋而不渴饮余邪；渴者，以辛姜之热动之也；渴反止者，有余饮以制燥也。饮去则渴，饮来则不渴而冒呕。冒而必呕半升夏，增入前方效可夸。

男元犀按：前言气冲，是真阳上奔，必用桂、苓招纳之；此言气冲，是热药鼓之，只用半夏以降逆则愈。且冒而呕，半夏为止呕之神药也。一本去甘草，恐甘而助呕也。

苓甘五味姜辛半夏杏仁汤　治服药前水去呕止，其人形肿者肺气不行也。加杏仁主之。其症应内麻黄，以其人遂痹，故不内之。若逆而内之者，必厥，所以然者，以其人血虚，麻黄发其阳故也。

茯苓四两　甘草　干姜　细辛各三两　五味　半夏　杏仁各半升

上七味，以水一斗，煮取三升，去滓，温服半升，日三服。

歌曰：咳轻呕止肿新增，面肿须知肺气凝；前剂杏加半升煮，可知一味亦规绳。

男元犀按：形气，肺也。肺主皮毛，为治节之官。形肿者，肺气不行，凝聚不通故也。加杏仁者，取其苦泄辛开，内通肺气，外散水气。麻黄亦肺家之药，何以不用？虑其发越阳气而重伤津液也。

苓甘五味姜辛夏杏大黄汤　治面热如醉，此为胃热上冲熏其面，以前方加大黄以利之。

茯苓四两　甘草　干姜　细辛各三两　五味　半夏　杏仁各半升　大黄三两

上八味，以水一斗，煮取三升，去滓，温服半升，日三服。

歌曰：面热如醉火邪殃胃热上冲熏其面，前剂仍增三两黄，驱饮辛温药一派，别能攻热制阳光。

男元犀按：与冲气上逆、发热如醉者不同，彼因下焦阴中之阳虚，此不过肺气不利，滞于外而形肿，滞于内而胃热，但以杏仁利其胸中之气，大黄泄其胃中之热，则病愈矣。从咳逆倚息起至此，六方五变为结局，学者当留心细认。

徐忠可云：已上数方，俱不去姜、辛，即面热如醉亦不去，何也？盖以二味最能泄满止咳，凡饮邪未去，须以二味刻刻预防也。按：孙真人最得此秘，观麦门冬汤、五味子汤、补肺汤可见，余于此汤，凡桑白皮、阿胶、天冬、麦冬、茯苓、龙骨、牡蛎之类，随证加入，其效无比。

小半夏加茯苓汤见上　先渴后呕，为水停心下，此属饮家，此汤主之。

犀在直趋庭闻训曰：此一节与上文似不相属，而不知先生治咳，着眼在“水饮”二字，故于完篇之后，随口逗出，此言外之提撕也。今试畅发其义。盖饮水邪也，其本起于足太阳、足少阴二经，以二经为水之专司也。然太阳之水为表水，肤腠不宜水气，以致壅塞而为饮，则以小青龙发之。发之不能尽者，当从太阳之里而疏瀹[1]之，十枣汤是也。少阴之水为里水，

① 瀹（yuè 跃）：疏导。

下焦有寒，不能制伏本水，以致逆行而为饮，则以真武汤镇之。镇之而不尽服者，当从少阴之表而化导之，苓桂术甘汤是也。更进一步，从中土以提防之，从高原而利导之。熟则生巧，不能以楮墨①传也。近时喜用滑套之方，以六安煎、金沸草汤居于青龙之上，济生肾气丸、七味地黄丸驾乎真武之前，大体不碍者，吾亦姑如其说，究竟不如先生之原方效如桴鼓也。

消渴小便不利淋病方

肾气丸歌见妇人杂病　治男子消渴，小便反多，以饮一斗，小便亦一斗，此丸主之。

尤在泾云：水液属阴，非气不至。气虽属阳，中实含水，水与气非一亦非二也。方中若无桂、附，何以振作肾中颓落之阳，游溢精气，上输脾肺邪？

五苓散歌见上　治脉浮，小便不利，微热消渴者，宜利小便发汗。

又治渴欲饮水，水入则吐者，名曰水逆。

尤在泾云：热渴饮水，水入不能已其热，热亦不能消其水，水与热结，热浮水外，故小便不利，微热消渴。此利其与热俱结之水，去其水外浮溢之热，热除水去，渴当自止。又热已消而水不行，则逆而成呕，乃消渴之变证，曰水逆亦主之。

---

① 楮（chǔ 础）墨：纸和墨。也指文字或书画。

文蛤散歌见《伤寒》　治渴欲饮水不止者，此散主之。

男元犀按：与《伤寒论》文蛤散症不同。《伤寒论》云：肉上粟起，反不渴者，水寒浸肺，涌于外，遏于上，其热被却不得出也。文蛤入肺降肺气，除湿热，利小便，取其以壳治壳之义也。本节云渴欲饮水不止者，上无水湿遏郁，中有燥热上焚，脾干胃燥，不能生津滋渴，饮水不止者，燥甚也。水性轻和，不能生津润燥，文蛤则味咸寒，能育阴润燥，洒除热气，下出小便，燥热除，阴液长，而渴饮平矣。

瓜蒌瞿麦丸　治小便不利者，有水气，其人若渴者，宜之。

薯蓣　茯苓各三两　瓜蒌根二两　附子一枚，炮　瞿麦一两

上五味末之，炼蜜丸如梧子大，饮服二丸，日三服；不知，增至七八丸，以小便利，腹中温为和。

歌曰：小便不利渴斯成，水气留中液不生下焦火衰，中焦土弱，水气存于中，阻其上下之津液不行；三两蓣苓瞿一两，一枚附子二蒌行。

男元犀按：《内经》云：膀胱者，州都之官，津液存焉，气化则能出矣。余于气化能出之义，而借观之烧酒法，益恍然悟矣，酒由气化，端赖锅下之火力，方中附子补下焦之火，即其义也；酒酿成之水谷，收于锅内而蒸之，其器具亦须完固，方中茯苓、薯蓣补

中焦之土，即其义也；锅下虽要加薪，而其上亦要频换凉水，取凉水之气，助其清肃以下行，则源源不竭，方中瓜蒌根清上焦之力，即其义也；至于出酒之窍道，虽云末所当后，亦须去其积垢而通达，方中瞿麦一味专通水道，清其源而并治其流也。方后自注“腹中温”三字，大有深义。

蒲灰散　小便不利者，此散主之；滑石白鱼散、茯苓戎盐汤并主之。

蒲灰半分　滑石三分

上三味杵为散，饮服方寸匕，日三服。

歌曰：小便不利用蒲灰，平淡无奇理备该；半分蒲灰三分滑，能除湿热莫疑猜。

滑石白鱼散　滑石　乱发烧　白鱼各二分

上三味杵为散，饮服方寸匕，日三服。

歌曰：滑石余灰乱发用火烧，名血余炭，与白鱼，专司血分莫踌躇；药皆平等擂调饮，水自长流不用疏。

茯苓戎盐汤　茯苓半斤　白术二两　戎盐弹子大一枚

上三味，先将茯苓、白术煎成，入戎盐再煎，分温三服。

歌曰：一枚弹大取戎盐，茯苓半斤火自潜；更有白术二两佐，源流不滞自濡沾。

尤在泾云：蒲，香蒲也。宁原云：香蒲去湿热，利小便，合滑石为清利小便之正法也。《别录》云：白鱼开胃下气，去水气，血余疗转胞，小便不通，合滑石为滋阴益气，以利其小便者也。《纲目》：戎盐即青盐，咸寒入肾，以润下之性而就渗利之职，为驱除阴分水湿之法也。仲师不详见证，而并出三方，以听人之随证审用，殆所谓引而不发者欤。

按：蒲灰散主湿热气分，滑石白鱼散主血分，茯苓戎盐汤入肾除阴火。二散可疗外疮，多效。

白虎加人参汤歌见《伤寒》　治渴欲饮水，口干燥者，主之。

男元犀按：小便不利者，水病也。天水一气，金为水母，金气不行，则水道不通。曰渴欲饮水，口干燥者，火甚烁金，水源将竭也。治求其本，故用白虎加人参汤润燥金，补水源，使天气降而水气行，则渴燥自止矣。

猪苓汤歌见《伤寒》　治脉浮，发热，渴欲饮水，小便不利者，宜之。

男元犀按：此与五苓散症迥别。五苓散主脾不转输而水停，故发汗利水，为两解表里法；此则胃热甚而津液干，故以清热而滋燥，用育阴利水法，二者只差一粟，学者自当细察焉。

水气病方

越婢加术汤即越婢汤加白术四两。方见下　治里水，一身面目黄肿，其脉沉，小便不利，故令病水。假令小便自利，此亡津液，故令渴，此汤主之。

歌曰：里水脉沉面目黄，水风相搏湿为殃；专需越婢平风水，四两术司去湿良。

男元犀按：水被热蓄，气为湿滞，致外不得通阳而作汗，内不能运气而利水，故令病水。云：假令小便自利三句，疑非里水病也。越婢汤发肌表之邪，以清内蓄之热，加白术运中土，除湿气，利其小便，此分消表里法也。或云：越婢散肌表之水，加白术止渴生津也。按：岂有小便自利亡津液而作渴者，仍用此汤，不顾虑其重伤津液乎？

防己黄芪汤歌见湿病中　治风水，脉浮身重，汗出恶风者，此汤主之。

男元犀按：恶风者，风伤肌腠也。身重者，湿伤经络也。脉浮者，病在表也。何以不用桂枝、麻黄以发表祛风，而用防己、黄芪以补虚行水乎？盖以汗出为腠理之虚，身重为土虚湿胜，故用黄芪以走表塞空；枣、草、白术以补土胜湿；生姜辛以去风，温以行水；重用防己之走而不守者，领诸药环转于周身，使上行下出，外通内达，迅扫而无余矣。

越婢汤　治风水恶风，一身悉肿，脉浮不渴，续自汗出，无大热，此汤主之。

麻黄六两　石膏半斤　生姜三两　甘草二两　大枣十二枚

上五味，以水六升，先煮麻黄，去上沫，内诸药，煮取三升，分温三服。恶风加附子一枚；风水加术四两。

歌曰：一身悉肿属风多，水为风翻涌巨波；二草三姜十二枣，石膏八两六麻和。

男元犀按：恶风者，风也。一身悉肿者，水也。脉浮者，风发也。风为阳邪，风动则水火战而浪涌矣，涌于上则不渴，涌于外则续自汗出。云无大热者，热被水蔽，不得外越，内已酝酿而成大热矣。前章云身重，为湿多；此章云一身悉肿，为风多。风多气多热亦多，系属猛风，故君以石膏重镇之品，能平息风浪以退热，引麻黄直越其至阴之邪，协生姜散肌表之水，一物而两握其要也。又以枣、草安中养正，不虑其过散伤液，所以图万全也。

防己茯苓汤　治皮水四肢肿，水气在皮肤中，四肢聂聂动者，此汤主之。

防己　黄芪　桂枝各三两　茯苓六两　甘草二两

上五味，以水六升，煮取二升，分温三服。

歌曰：四肢聂聂动无休，皮水情形以此求；己桂芪三草二两，茯苓六两砥中流。

徐忠可云：药亦同防己黄芪汤，但去术加桂、苓者，风水之湿在经络近内，皮水之湿在皮肤近外，故但以苓协桂，渗周身之湿，而不以术燥其中气也。不用姜、枣者，湿不在上焦之营卫，无取乎宣之也。

越婢加术汤歌见上

里水病，此汤主之；甘草麻黄汤亦主之。

男元犀按：风水、皮水之外，有正水而兼色黄，名里水。里水虽无发汗之法，而邪盛正不衰者，亦必藉麻黄之力深入其中，透出于外，以收捷效。今色黄是湿热相杂于内，宜此汤；如寒气凝结于内，宜甘草麻黄汤。

甘草麻黄汤　甘草二两　麻黄四两

上二味，水五升，先煮麻黄，去上沫，内甘草，煮取三升，温服一升，重覆汗出，不汗，再服。慎风寒。

歌曰：里水原来自内生，一身面目肿黄呈；甘须二两麻黄四，气到二药上宣肺气，中助土气，外行水气因知水自行。

蔚按：麻黄发汗最捷。徐灵胎谓其无气无味，不专一经，而实无经不到。盖以出入于空虚之地，凡有形之气血，不得而御之也。

麻黄附子汤歌见《伤寒》

杏子汤阙　徐、尤云：疑是麻杏甘石汤　水之为病，其脉沉小，属少阴，浮者为风，无水虚胀者为气。水，发其汗即已。脉沉者，宜麻黄附子汤；浮者，宜杏子汤。

客问曰：《金匮》水气篇杏子汤方阙，诸家注说疑为麻杏甘石汤，不知是否？犀答曰：非也。麻杏甘石汤，《伤寒论》治发汗后汗出而喘，主阳盛于内也。本节云：水之为病，发其汗即已。未云热之为病自汗出也。盖麻杏甘石汤治内蕴化热自汗出之症，此水之为病，发其汗为宜，则麻杏甘石汤不可用矣。客又曰：何以知杏子汤，方用麻黄而不用石膏乎？余答曰：师云：水病发其汗即已。故知其必用麻黄，而不用石膏矣。夫以石膏质重，寒凉之性能除里热，清肺胃，同麻黄、杏仁降逆镇喘，外则旋转于皮毛，用之退热止汗则可，用之发表驱寒则不可耳。然则此篇师言脉沉小属少阴，用附子温经散寒，主石水之病，即可知脉浮属太阳，用杏子启太阴之气，主正水之病，为变其脉症言之也。恐石膏之凝寒，大有关于脾肾，故不可用焉。高明如徐忠可及二张二程，俱疑为麻杏甘石汤。甚矣！读书之难也。而余以为其即麻黄、杏仁、甘草三味，不知是否？以俟后之学者，客悦而去。

蒲灰散歌见消渴　治厥而为皮水者，此主之。

按：皮水久而致溃，为逆而不顺之证，以此散外敷之。此厥字言证之逆，非四肢厥逆之谓也。诸家多误解。

黄芪芍药桂枝苦酒汤　治黄汗病，身体肿，发热，汗出而渴，状如风水，汗沾衣，色正黄如柏汁，脉自沉，从何得之？以汗出入水中浴，水从汗孔入得之，此汤主之。

黄芪五两　芍药　桂枝各三两

上三味，以苦酒一升、水七升相合，煮取三升，温服一升，当心烦，服至六、七日乃解。若心烦不止者，以苦酒故也。

歌曰：黄汗脉沉出汗黄，水伤心火郁成殃；师云：

汗出入水中浴，水气从汗孔入而伤其心，故水火相浸而色黄，水气搏结而脉沉也；黄芪五两推方主，桂芍均三苦酒勷。止汗太急，故心烦也，至六、七日乃解者，正复而邪自退也。

男元犀按：桂枝行阳，芍药益阴，黄芪气味轻清，外皮最厚，故其达于皮肤最捷，今煮以苦酒，则直协苦酒之酸以止汗，但汗出于心，止之太急，反见心烦，至六七日，正复邪退，烦必自止。而不止者，以苦酒阻其余邪未尽故也。

又按：凡看书宜活看，此证亦有从酒后汗出当风所致者，虽无外水，而所出之汗，是亦水也。凡脾胃受湿，湿久生热，湿热交蒸而成黄，皆可以汗出入水浴之意悟之也。

桂枝加黄芪汤　黄汗之病，两胫自冷；假令发热，此属历节。食已汗出，又身常暮盗汗出者，此荣气[①]也。若汗出已，反发热者，久久其身必甲错；发热不止者，必生恶疮。若身重，汗出已辄轻者，久久必身瞤，瞤即胸中痛，又从腰以上汗出，下无汗，腰髋弛痛，如有物在皮中状，剧者不能食，身疼痛，烦躁，小便不利，此为黄汗，桂枝加黄芪汤主之。

桂枝　芍药　生姜各三两　甘草　黄芪各二两　大枣十二枚

上六味，以水八升，煮取三升，温服一升，须臾啜

① 荣气：《金匮要略》原文作“劳气”。

热稀粥一升余以助药力，温覆，取微汗；若不汗，更服。

歌曰：黄汗都由郁热来，历详变态费心裁；桂枝原剂芪加二，啜粥重温令郁久郁变证，从汗而达开。

男元犀按：黄本于郁热，得汗不能透彻，则郁热不能外达。桂枝汤虽调和营卫，啜粥可令作汗，然恐其力量不及，故又加黄芪以助之。黄芪善走皮肤，故前方得苦酒之酸而能收，此方得姜、桂之辛而能发也。

前方止汗，是治黄汗之正病法；此方令微汗，是治黄汗之变证法。

桂甘姜枣麻辛附子汤　治气分，心下坚，大如盘，边如旋盘①，此汤主之。

桂枝　生姜各三两　细辛　甘草　麻黄各二两　附子一枚，炮　大枣十二枚

上七味，以水七升，先煮麻黄，去上沫，内诸药，煮取二升，分温三服，当汗出，如虫行皮中，即愈。

歌曰：心下如盘边若杯如旋杯，辛甘麻二附全枚；姜桂三两枣十二，气分须从气转回大气一转，结气乃散。

参：此证是心肾交病，上不能降，下不能升，日积月累，如铁石难破。方中用麻黄、桂枝、生姜以攻其上，附子、细辛以攻其下，甘草、大枣补中焦以运其气。庶上下之气交通，而病可愈，所谓大气一转，

---

①　旋盘：《金匮要略》原文作“旋杯”，下同。

其结乃散也。

枳术汤 治心下坚，大如盘，边如旋盘，水饮所作，此汤主之。

枳实七枚 白术二两

上二味，以水五升，煮取三升，分温三服，腹中软即当散也。

歌曰：心下如盘大又坚，邪之结聚散验其边；术宜二两枳枚七，苦泄转疗水饮愆。

蔚按：言水饮，所以别于气分也。气无形，以辛甘散之；水有形，以苦泄之。方中取白术之温以健运，枳实之寒以消导，意深哉。

此方与上方互服，亦是巧法。

附　　方

《外台》防己黄芪汤方见风湿 治风水，脉浮为在表，其人或头汗出，表无他病，病者但下重，从腰以上为和，以下当肿及阴，难以屈伸。

卷　五

黄疸病方

茵陈蒿汤歌见《伤寒》　治谷疸，寒热不食，食即头眩，心胸不安，久久发黄，此汤主之。

男元犀按：太阴，湿土也；阳明，燥土也。经云：谷入于胃，游溢精气，其上输下转，藉脾气之能也。谷疸者，食谷入胃，脾气不输，湿与热并，久则熏蒸成黄，黄成则荣卫流行之机为之阻而不利，故有寒热不食之病。经云：食入于阴，长气于阳。食则头眩，心胸不安者，谷入于胃，挟浊气以上干也。主以茵陈蒿汤者，茵陈禀冬令寒水之气，寒能胜热；佐以栀子味苦泻火，色黄入胃；挟大黄以涤胃肠之郁热，使之屈曲下行，则谷疸之邪悉从二便而解矣。

硝石矾石散　治黄家日晡所发热，而反恶寒，此为女劳得之；膀胱急，少腹满，身尽黄，额上黑，足下热，因作黑疸，其腹胀如水状，大便必黑，时溏，此女劳之病，非水病也。腹满者难治，此散主之。

硝石熬黄　矾石烧，等分

上二味为散，大麦粥汁和，服方寸匕，日三服。病随大小便去，小便正黄，大便正黑，是其候也。

歌曰：身黄额黑渐及一身之黄俱黑足如烘，腹胀如水状，便溏便溏而色黑晡热丛日晡热，以申属膀胱，酉属肾也；等分矾硝和麦汁，女劳疸病夺天工。

徐忠可云：硝能散虚郁之热，为体轻脱，而寒不伤脾；矾能却水，而所到之处邪不复侵，如纸既矾，即不受水渗也。以大麦粥调服，益土以胜水，合而用之，则散郁热，解肾毒。其与气血阴阳、汗下补泻等法，毫不相涉，所以为佳。

栀子大黄汤 治酒疸，心中懊憹，或热痛者，此汤主之。

栀子十四枚 大黄二两 枳实五枚 豉一升

上四味，以水六升，煮取二升，分温三服。

歌曰：酒疸懊憹郁热蒸，大黄二两豉盈升；栀子十四枳枚五，上下分消要顺承。

元犀按：栀子、豆豉彻热于上，枳实、大黄除实去满于下，此所谓上下分消，顺承热气也。

徐忠可云：因酒徒阴分大伤，故不用燥药以耗其津，亦不用渗药以竭其液，谓热散则湿不能留也。凡治湿热而兼燥者，于此可悟。

桂枝加黄芪汤歌见水气病中 治黄疸病，但当利其小便。假令脉浮者，当以汗解之，宜此汤。

男元犀按：黄疸症多由湿热内郁而成，为病在内也。郁在内者，宜内解，故曰当利其小便，小便通则所郁皆去矣。假令脉浮者，病在肌表也，当外解，故曰当以汗解之。桂枝汤解肌发表，加黄芪助之，以黄芪有发汗退黄之专长也。

猪膏发煎　治诸黄疸病。

猪膏半斤　乱发如鸡子大三枚

上二味，和膏中煎之，发消药成，分再服，病从小便出。《千金》云：太医校尉史脱家婢黄病服此，胃中燥粪下便差，神验。

歌曰：诸黄腹鼓大便坚，古有猪膏八两传；乱发三枚鸡子大，发消药熟始停煎。

男元犀按：猪膏主润燥，发灰主通小便。故《神农本草经》有自还神化句最妙，谓发为血余，乃水精奉心化血所生。今取以炼服，仍能入至阴之脏，助水精以上奉心脏之神，以化其血也。沈自南谓寒湿入于血分，久而生热，郁蒸气血不利，证显津枯血燥，皮肤黄而暗晦，即为阴黄，当以此治之。且热郁既久，阴血无有不伤，治者皆宜兼滋其阴，故曰诸黄主之。又按：时医惑于以人补人之说，每遇虚证，辄以紫河车配药。余幼时随侍，闻家君与客常谈及紫河车一物。曰：某也服此，今反肌肉羸瘦，某也服此，病反增剧。吾行道数十年，见有用紫河车者，未尝一效。余默识之。今省中行道辈，遇病人家有余赀或病证虚弱火炽等证，即曰：非紫河车不能成功也。呜呼！是医也而能活人乎？是药也而能活人乎？

茵陈五苓散　治黄疸病。

茵陈十分　五苓散五分

上二味和，先食饮服方寸匕，日三服。

歌曰：疸病传来两解方表里两解，茵陈末入五苓尝；五苓五分专行水，茵陈十分却退黄。

男元犀按：五苓散功专发汗利水，助脾转输；茵陈蒿功专治湿退黄，合五苓散为解郁利湿之用也。盖黄疸病由湿热瘀郁，熏蒸成黄，非茵陈蒿推陈致新，不足以除热退黄；非五苓散转输利湿，不足以发汗行水。二者之用，取其表里两解，为治黄之良剂也。

大黄硝石散　治黄疸腹满，小便不利而赤，自汗出，此为表和里实，当下之，宜此汤。

大黄　黄柏　硝石各四两　栀子十五枚

上四味，以水六升，煮取二升，去滓，内硝更煮取一升，顿服。

歌曰：自汗表无邪也屎难大便难腹满时，表和里实贵随宜；硝黄四两柏同数，十五枚栀任指麾。

男元犀按：黄疸病湿热交郁，不得外通，今自汗出者，外已通也。腹满、小便不利而赤者，湿热仍实于里也。实者当下，故用大黄除满去实，硝石领热气下趋二便，又以黄柏除湿退黄，栀子散热解郁。湿热散，二便调，则里气亦和矣。

小半夏汤歌见痰饮　治黄疸病，小便色不变，欲自利，腹满而喘，不可除热，热除必哕。哕者，此汤主之。

元犀按：《伤寒论》云：瘀热在里，身必发黄。此云小便色不变，欲自利者，可知内无瘀热矣。盖喘满属中气虚弱，故曰不可除热。师恐后人误投寒剂伤中，故立小半夏汤以救误治也。用半夏和胃以镇逆，生姜温理中脏，中温则升降自如，而喘满呕逆自愈。

又按：若中虚发黄者，余每用理中汤、真武汤等加茵陈蒿，多效。

小柴胡汤歌见《伤寒》　治诸黄腹痛而呕者，宜此汤主之。

男元犀按：呕者，胃气不和也。腹痛者，木邪犯胃也。小柴胡汤达木郁，和胃气，使中枢运则呕痛止而黄退矣。非小柴胡汤可概治诸黄也。

小建中汤歌见《伤寒》　治男子黄，小便自利，当与虚劳小建中汤。

男蔚按：此言土虚而现出黄色也。虚极者，宜补土之母，四逆辈可与间服。然单言男子，谓妇人血瘀发黄，尚有桃仁承气汤法也。苟属虚黄，亦宜以此汤加当归、益母叶之类也。

附　方

瓜蒂散歌见《伤寒》　治诸黄。

男元犀按：瓜蒂散《伤寒论》三见，俱主胸中之病。《金匮》取之附治诸黄，何也？盖黄乃湿热相并，郁蒸不得外越，用瓜蒂散吐而越之，使上膈开而下窍达，湿热之邪自有出路矣，故曰治诸黄。

《千金》麻黄醇酒汤 治黄疸。

麻黄三两

上一味，以美酒五升，煮取二升半，顿服尽。冬月用酒，春日用水煮之。

歌曰：黄疸病由郁热成，驱邪解表仗雄兵；五升酒煮麻三两，春换水兮去酒烹。

男元犀按：麻黄轻清走表，乃气分之药，主无汗表实症。黄疸病不离湿热之邪，用麻黄醇酒汤者，以黄在肌表荣卫之间，非麻黄不能走肌表，非美酒不能通荣卫，故用酒煮以助麻黄发汗，汗出则荣卫通，而内蕴之邪悉从外解耳。

惊悸吐衄下血胸满瘀血方

桂枝去芍药加蜀漆牡蛎龙骨救逆汤歌见《伤寒》 治火邪者，此汤主之。

孙男心典禀按：举火邪冠于方首，示人治血先治火也，又恐治火专主寒滞之品，故拈出此方不寒不滞以立榜样，意深哉！《伤寒论》注解甚详，不必再释。

半夏麻黄丸 治心下悸者，此丸主之。

半夏 麻黄各等分

上二味末之，炼蜜为丸小豆大，饮服三丸，日三服。

歌曰：心下悸都缘饮气维，夏麻等分蜜丸医；一升一降存其意，神化原来不可知。

尤在泾云：半夏蠲饮气，麻黄发阳气，妙在作丸与服，缓以图之。则麻黄之辛甘，不能发越津气，而但能升引阳气；即半夏之苦辛，亦不特蠲除饮气，而并和养中气。非仲景神明善变者，其孰能与于此哉？

柏叶汤　治吐血不止者，此汤主之。

柏叶　干姜各三两　艾三把

上三味，以水五升，取马通汁一升合煮，取一升，分温再服。

《千金》加阿胶三两，亦佳。

歌曰：吐血频频不肯休久吐不止，凡一切寒温补泻之药，服之殆尽矣，马通升许溯源流；热气伏藏于阴分，逼血妄行不止。马属火，取其通之同气以导之，干姜三两艾三把二味温散，宣发其热使行阳分，则阴分之血无所逼而守其经矣，柏叶行阴三两求柏叶抑之使降，合马通导之使下，则余烬之瘀一概蠲矣。

前方歌括之小注颇详，毋庸再释。但愚每用前方，病家皆惊疑不能听。今拟加减法，用生侧柏五钱，干姜（炮透）一钱五分，生艾叶三钱，水一杯半，马通一杯，煎八分服。如无马通，以童便代之。

马粪用水化开，以布滤汁澄清，为马通水。

黄土汤　治下血，先便后血，此远血也；亦主吐衄。

甘草　干地黄　白术　附子炮　阿胶　黄芩各三两　灶中黄土半斤

上七味，水八升，煮取三升，分温二服

歌曰：远血先便血续来，半斤黄土莫徘徊；术胶附地芩甘草，三两同行血证该。不仅治下血，而吐血、衄血与妇人血崩等证俱该在内。

王晋三云：《金匮》以下血，先血后便为近血，明指脾络受伤，日渗肠间，瘀积于下，故大便未行而血先下，主之以赤小豆利水散瘀，当归和脾止血。若先便后血为远血，明指肝经别络之血，因脾虚阳陷生湿，血亦就湿而下行，主之以灶心黄土，温燥而去寒湿，佐以生地、阿胶、黄芩入肝以治血热，白术、甘草、附子扶阳补脾以治本虚。近血内瘀，专力清利；远血因虚，故兼温补。治出天渊，须明辨。

按：此方以灶心黄土易赤石脂一斤，附子易炮干姜二两，炮紫更妙；或加侧柏叶四两；络热，加鲜竹茹半斤。

赤小豆散[①]歌见狐惑　治下血先血后便，此近血也，此主之。

男元犀按：肝为血海，气通胞中，主宣布之权，虚则失其权矣。曰先血后便者，肝失其统，不能下宣，致胞中之血渗入肛门也。近血者，胃接二肠，胞与肠

① 赤小豆散：《金匮要略》作“赤小豆当归散”。

前后，此之最近也。若胃肠受湿热，取伤其气，必通于胞中而迫血者也。赤小豆入心，清热解脏毒；当归入肝，补虚散郁，能宣其血入于经隧也。

泻心汤　治心气不足，吐血衄血者，此汤主之。

大黄二两　黄连　黄芩各一两

上三味，以水三升。煮取一升，顿服之。

歌曰：火热上攻心气伤即云心气不足，清浊二道血洋洋火逼血从浊道出则为吐，血从清道出则为衄血，大黄二两芩连一，釜下抽薪请细详。

蔚按：火邪盛而迫血，则错经妄行。血为心液，血伤无以养心，致心阴之气不足也。故曰心气不足，非心阳之气不足也。用芩、连苦寒之品，入心清火以培心气；大黄去瘀生新，此一补一泻之法也。

呕吐哕下利方

吴茱萸汤歌见《伤寒》　治呕而胸满者。

又主干呕、吐涎沫、头痛者。

受业林礼丰按：胸为阳位，旷若太空。呕而胸满者，阴邪占据阳位也，故重用生姜、吴萸之大辛大温，以通胸中之阳，以破阴霾之气；佐以人参、大枣之一阴一阳，以建脾胃之气，以镇逆上之阴，使阳光普照，而阴翳自消，有何干呕、胸满、涎沫之患哉？

半夏泻心汤歌见《伤寒》　治呕而肠鸣，心下痞者，此汤主之。

长男蔚按：呕而肠鸣并无下利，以下痞不因误下，何以上下之阻隔若是？盖因饮停心下，上逆为呕，下干为肠鸣，饮不除则痞不消，欲蠲饮必资中气。方中参、枣、草以培中气，藉半夏之降逆，佐芩、连以消痞，复得干姜之温散，使痞者通，逆者降矣。妙在去滓再煎，取其轻清上浮，以成化痞降逆之用耳。

黄芩加半夏生姜汤歌见《伤寒》　治干呕而利者，此汤主之。

男元犀按：太阳主开，少阳主枢。干呕者，少阳之邪欲从太阳之开而外出也。下利者，太阳之邪不能从枢外出而反从枢内陷也。用黄芩加半夏生姜汤者，转少阳之枢，达太阳之气，交上下，清里热，而姜、夏又能止呕降逆也。此即小柴胡汤去柴胡、人参加芍药，去之者，恐其助饮而增呕；加之者，取其和胃而降逆。伊圣之方，鬼神莫测也！

小半夏汤　治诸呕吐，谷不得下者，此汤主之。

犀按：胃主纳谷，谷不得下者，胃气虚寒也。呕吐者，饮随寒气上逆也。胃虚饮逆，非温不能散其寒，非新不能降其逆。用半夏涤饮降逆，生姜温中散寒，使胃气温和，而呕吐自平。

猪苓散　治呕吐而病在膈上，后思水者，解，急与之；思水者，此散主之。

猪苓　茯苓　白术各等分

上三味，杵为散，饮服方寸匕，日三服。

歌曰：呕余思水与之佳少与之饮，以救其液，过与须防饮气乖恐旧饮方去，新饮复来；猪术茯苓等分捣崇土以逐水，不使支饮阻其正津，则不渴，饮调寸匕自和谐。

四逆汤歌见《伤寒》　治呕而脉弱，小便复利，身有微热，见厥者难治，此汤主之。

男元犀按：呕与热为阴邪所迫，小便利与见厥，证属无阳。脉弱者，真脏虚寒也。用四逆汤彻上下之阴邪，招欲散之残阳，引气血接回其厥，外温经，内温脏，面面俱到。

小柴胡汤歌见《伤寒》　治呕而发热者，此汤主之。

男蔚按：呕而发热者，少阳表症也。表未解则内不和，故作呕也。阳明主肌肉，木邪忤土，故作肌热而呕。用小柴胡汤转枢以出其邪，邪解则热退而呕止也。

大半夏汤　治胃反呕吐者，此汤主之。

半夏二升　人参三两　白蜜一升

上三味，水一斗二升，和蜜扬之二百四十遍，煮药，取二升半，温服一升，余分再服。

歌曰：从来胃反责之冲脉上乘，半夏二升蜜一升；三两人参劳水煮水扬二百四十遍名劳水，又名甘澜水，纳冲养液有奇能。

元犀按：此方用水之多，取其多煮白蜜，去其寒而用其润，俾黏腻之性流连于胃，不速下行；而半夏、人参之力，可以徐徐斡旋于中。非参透造化之理者，不能悟及。余遇医辈偶谈及于此，不能再三问难，便知其庸陋欺人，则不复与谈矣。

膈咽之间，交通之气不得降者，皆冲脉上行，逆气所作也。师以半夏降冲脉之逆，即以白蜜润阳明之燥，加人参以生既亡之津液，用甘澜水以降逆上之水液。古圣之经方，惟师能用之。

大黄甘草汤 治食已即吐者，此汤主之。

大黄四两 甘草二两

上二味，以水三升，煮取一升，分温再服。

歌曰：食方未久吐相随食已即吐，两热冲来自不支胃素有热，食复入之，两热相冲，不停片刻而吐出；四两大黄二两草，上从下取法神奇。

蔚按：师云：欲吐者，不可下之。又云：食已即吐者，大黄甘草汤下之。二说相反，何也？曰：病在上而欲吐，宜因而越之；若逆之使下，则愦乱矣；若既吐矣，吐而不已，是有升无降，当逆折之。

尤在泾云：云雾出于地，而雨露降于天，地不承则天不降矣。可见天地阴阳同此气机，和则俱和，乖则并乖。人与天地相参，故肺气象天，病则多及二阴；脾、胃、大小肠象地，病则多及上窍。丹溪治小便不通，用吐法而升提肺气，使上窍通而下窍亦通，与大黄甘草汤之治呕吐，法虽异而理可通也。

茯苓泽泻汤　治胃反，吐而渴欲水者，此汤主之。

茯苓半斤　泽泻四两　甘草　桂枝各二两　白术三两　生姜四两

上六味，以水一斗，煮取三升，内泽泻，再煮取二升半，温服八合，日三服。

《外台》治消渴脉绝胃反者，有小麦一升。

歌曰：吐方未已渴频加与吐后渴为欲愈者不同，亦与猪苓散症未吐而先渴者不同，苓八两生姜四两夸；二两桂甘三两术，泽须四两后煎嘉后煮泽泻，取其性补阴而利水，不宜煮之太过也。

徐忠可云：此方于五苓散中去猪苓者，以胃反证，水从吐出，中无水气而渴也；加生姜、甘草者，合苓、术等药以解表里之虚邪，更能和中而止呕也。

文蛤汤　治吐后渴欲得水而贪饮者，此汤主之；兼主微风、脉紧、头痛。

文蛤　石膏各五两　麻黄　甘草　生姜各三两　杏仁五十粒　大枣十二枚

上七味，以水六升，煮取二升，温服一升，汗出即愈。

歌曰：吐而贪饮证宜详，文蛤石膏五两量；十二枣枚杏五十，麻甘三两等生姜。

元犀按：水虽随吐而去，而热不与水俱去，故贪饮不休，与思水者不同。方中麻黄与石膏并用，能深入伏热之中，顷刻透出于外，从汗而解，热解则渴亦解，故不用止渴之品。并主微风、脉紧、头痛者，以风为阳邪，得此凉散之剂而恰对也。

半夏干姜汤 治干呕吐逆，吐涎沫者，此散主之。

半夏 干姜各等分

上二味，杵为散，取方寸匕，浆水一升半，煮取七合，顿服之。

歌曰：吐而干呕沫涎多惟不胸满，不头痛，与吴茱萸汤证不同，以虚有微甚，邪有高下之别也，胃腑不责于厥阴，专责于阳明虚寒气不和；姜夏等分磨浆水煮，数方小半夏汤、生姜半夏汤相类颇分科浆水甘酸，能调中引气，止呕哕。

生姜半夏汤 治病人胸中似喘不喘，似呕不呕，似哕不哕，彻心中愦愦无奈者，此汤主之。

半夏半升 生姜汁，一升

上二味，以水三升，煮半夏，取二升，内生姜汁，煮取一升半，小冷，分四服，日三夜一，呕止，停后服。

歌曰：呕哕都非喘又非似呕之状，不似呕之有物；似哕之有声，不似哕之连声；似喘之气逆，不似喘之气急，彻心愦愦莫从违懊侬之甚，无可奈何，皆饮邪与寒邪搏结于胸；一升姜汁半升夏，分煮同煎妙入微。

参：与吴茱萸之降浊、干姜之温中不同。盖彼乃虚寒上逆，此乃客邪搏饮也。方即小半夏汤，不用姜而用汁者，以降逆之力少，散结之力多也。

橘皮汤　治干呕哕，若手足厥者，此汤主之。

橘皮四两　生姜半斤

上二味，以水七升，煮取三升，温服一升，下咽即愈。

歌曰：哕而干呕厥相随，气逆于胸阻四肢；干呕非胃反，厥非无阳，乃气逆于胸，不行于四末故也。初病未虚一服验，生姜八两四陈皮。

元犀按：《金匮》论哕，与方书不同，专指呃逆而言也。

橘皮竹茹汤　治哕逆者，此汤主之。

橘皮二斤　竹茹二斤　大枣三十枚　生姜半斤　甘草五两　人参一两

上六味，以水一斗，煮取三升，温服一升，日三服。

歌曰：哕逆因虚热气乘，一参五草八姜胜；枣枚三十二斤橘，生竹青皮即竹茹也刮二升。

犀按：《浅注》已详方义，不再释。《金匮》以呃为哕，凡呃逆证，皆是寒热错乱，二气相搏使然。故方中用生姜、竹茹，一寒一热以祛之；人参、橘皮，一开一合以分之；甘草、大枣奠安中土，使中土有权，而哕逆自平矣。此伊圣经方，扁鹊丁香柿蒂散即从此方套出也。

四逆汤歌解见《伤寒》　治下利后，腹胀满，身体疼痛者，先温其里，乃攻其表。温里宜四逆汤，攻表宜桂枝汤。

桂枝汤歌解见《伤寒》

大承气汤歌解见《伤寒》　治下利，三部脉皆平，按之心下坚者，宜之。

治下利脉迟而滑者，实也；利未欲止，急下之，宜此汤。

治下利脉反滑者，当有所去，下乃愈，宜此汤。

治下利已差，至其年月日时复发者，以病不尽故也，宜此汤。

小承气汤歌解见《伤寒》　治下利谵语者，有燥屎也，宜此汤。

桃花汤歌解见《伤寒》　治下利便脓血者，宜此汤。

白头翁汤歌解见《伤寒》　治热利下重者，宜之。

栀子豉汤歌解见《伤寒》　治下利后更烦，按之心下濡者，为虚烦也，此主之。

通脉四逆汤歌解见《伤寒》　治下利清谷，里寒外热，汗出而厥，此主之。

紫参汤　治下利肺痛者，此汤主之。

紫参半斤　甘草三两

上二味，以水五升，先煮紫参，取二升，内甘草，煮取一升半，分温三服。

歌曰：利而肺痛是何伤？浊气上干责胃肠肺与大肠相表里；八两紫参三两草，通因通用细推详肠中积聚，是肺气不行于大肠。

男蔚按：肺为华盖，诸脏之气皆上熏之，惟胃肠之气下降而不上干于肺，故肺为清肃之脏而不受浊气者也。夫肺与肠相表里，肠胃相连，下利肺痛者，肠胃之浊气上干于肺也，故主以紫参汤。《本经》云：紫参主治心腹寒热积聚邪气；甘草解百毒，奠中土，使中土有权而肺金受益，肠胃通畅而肺气自安，肺气安则清肃之令行矣，何有肺痛下利之病哉？

诃梨勒散　治气利者，此散主之。

诃梨勒十枚

上一味为散，粥饮和，顿服。

歌曰：诃梨勒散涩肠便，气利还须固后天；十个诃梨煨研末，调和米饮不须煎。

男元犀按：气利者，肺气下脱，胃肠俱虚，气陷屎下。急用诃梨勒涩肠胃以固脱，又用粥饮扶中以转气，气转而泻自止耳。

附　方

《千金翼》小承气汤歌解见《伤寒》　治大便不通，哕数谵语。

《外台》黄芩汤　治干呕下利者。

黄芩　人参　干姜各三两　桂枝一两　大枣十二枚　半夏半升

上六味，以水七升，煮取三升，温分三服。

歌曰：干呕利兮责二阳太阳阳明递相传也，参芩三两等干姜；桂枝一两半升夏，枣十二枚转运良。

男元犀按：此即小柴胡汤变法。方中以桂枝易柴胡，以干姜易生姜，去甘草是也。太阳病不解，并入阳明，阴阳舛错[①]，而为呕吐下利也，方用黄芩、干姜，寒温并进，使之入胃以分阴阳，又以参、枣安胃，桂枝祛邪，半夏降逆，且半夏生当夏半，正阴阳交界之间，取之以和阴阳。阴阳和则中枢转，上下交而呕利止矣。

疮痈肠痈浸淫病方

薏苡附子败酱散 治肠痈之为病，其身甲错，腹皮急，按之濡，如肿状，腹无积聚，身无热，脉数，此为肠内有痈脓，此散主之。

薏苡仁十分 附子二分 败酱五分

上三味，杵为散，取方寸匕，以水二升，煎减半，顿服，小便当下。

歌曰：气血凝内痈阻外肤气血为内痈所夺，不荣于外，其身甲错，言如鳞甲之交错也，腹皮虽急按之濡；附宜二分苡仁十，败酱还须五分驱。

王晋三云：心气抑郁不舒，则气结于小肠之头，阻传道之去路而为痈肿。即《内经》所谓脏不容邪，

① 舛（chuǎn 喘）错：错乱。

则还之于腑也。故仲景重用薏苡，开通心气，荣养心境；佐以败酱，化脓为水；使以附子，一开手太阳小肠之结，一化足太阳膀胱之气，务令所化之毒，仍从水道而出。精微之奥，岂庸浅者所能推测耶？

大黄牡丹汤　治肠痈者，少腹肿痞，按之即痛如淋，小便自调，时时发热，自汗出，复恶寒；其脉迟紧者，脓未成，可下之；脉洪数者，脓已成，不可下之也，此汤主之。

大黄四两　牡丹一两　桃仁五十个　冬瓜仁半升　芒硝三合

上五味，以水六升，煮取一升，去滓，内芒硝，再煎数沸，顿服之。有脓当下，如无脓当下血。

歌曰：肿居少腹按之即痛如淋，小便自调，时时发热，自汗出，复恶寒大肠痈，黄四牡丹一两从；冬瓜子仁半升桃五十，芒硝三合泄肠脓。

王晋三云：肺与大肠相表里，大肠痈者，肺气下结于大肠之头，其道远于上，其位近于下，治在下者因而夺之也。故重用大黄、芒硝开大肠之结，桃仁、丹皮下将败之血，至于清肺润肠，不过瓜子一味而已。服之当下血，下未化脓之血也。若脓已成形，肉已坏，又当先用排脓散及汤。故原文云脓已成，不可下也。

王不留行散　治金疮病。

王不留行十分，八月八日采　蒴藋细叶十分，七月七日采　甘草十八分　桑东南根白皮十分，三月三日采　黄芩二分　蜀

椒三分　厚朴二分　干姜二分　芍药二分

上九味，王不留行、蒴藋、桑皮三味烧灰存性，各别杵筛，合治之为散，服方寸匕。小疮即粉之，大疮但服之。产后亦可服。

歌曰：金疮诹[1]吉日按春秋而采不留行，桑蒴同王不留行按时而取三物各十分明；芩朴芍姜均二分，三分之蜀椒十八分之甘草相成。

尤在泾云：金疮经脉斩绝，营卫阻弛。治之者，必使经脉复行，营卫相贯而后已。

除烧灰外，余药不可日曝，火炙方效。

元犀按：金刃伤处，封固不密，中于风则仓卒无汁，中于水则出青黄汁，风则发痉，水则湿烂成疮。王不留行疾行脉络之血灌溉周身，不使其湍激于伤处；桑根皮泄肌肉之风水；蒴藋叶释名接骨草，渗筋骨之风水，三者皆烧灰，欲其入血去邪止血也。川椒祛疮口之风，厚朴燥刀痕之湿，黄连退肌热，芍药散恶血，干姜和阳，甘草和阴。用以为君者，欲其入血退肿生肌也。风湿去，阴阳和，疮口收，肌肉生，此治金疮之大要。

排脓散

枳实十六枚　芍药六分　桔梗二分

上三味，杵为散，取鸡子黄一枚，以药散与鸡黄

---

① 诹（zōu 邹）：选择。

相等，揉和令相得，饮和服之，日一服。

歌曰：排脓散药本灵台《内经》谓先师歃血而盟者是，枳实为君十六枚；六分芍兮桔二分，鸡黄一个简而该。

元犀按：枳、桔行气滞，芍药通血滞，从气血以排之，人所易知也。妙在揉入鸡子黄一枚，取有情之物以养心脾之阴，则排之之法，独得其本也。

排脓汤　甘草二两　桔梗三两　生姜一两　大枣十枚

上四味，以水三升，煮取一升，温服五合，日再服。

歌曰：排脓汤与散悬殊，一两生姜二草俱；大枣十枚桔三两，通行营卫是良图。

元犀按：方中取桔梗、生姜之辛，又取大枣、甘草之甘，辛甘发散为阳，令毒从阳化而出，排之之妙也。

黄连粉方未见　治浸淫疮，从口起流向四肢者可治，从四肢流来入口者不可治。浸淫疮，此粉主之。

歌曰：浸淫疮药末黄连，从口流肢顺自然；若起四肢流入口，半生常苦毒牵缠。

元犀按：浸淫疮系传染之疾也。从口起流向四肢者，毒气外出也，故曰可治。从四肢起流来入口者，毒气由外入内，固结于脏腑之间，故曰不可治。黄连粉方未见，疑即黄连一味为末，或敷或服，随宜择用。

卷　六

趺蹶手指臂肿转筋狐疝蛔虫方

藜芦甘草汤方未见　治病人常以手指、臂肿动，此人身体瞤瞤，此汤主之。

歌曰：体瞤臂肿主藜芦，痫痹风痰俱可驱；芦性升提草甘缓，症详方厥遍寻无。

男元犀按：痰涎为湿气所生，留滞胸膈之间，久则变生无定。云病人常以手指、臂肿动，身体瞤瞤者，是气被痰阻，湿无去路，或加邪风，风行气亦行，引动积痰毒气，此所以群动并发，扰乱心君不宁也。手足项背牵引钩痛，走易不定者，心君之令不行，肺无以传其治节也。藜芦性毒，以毒攻毒，吐久积风痰，杀虫，通支节，除痫痹也；助用甘草者，取甘润之意，以其能解百毒也。方虽未见，其意不过是耳。

鸡屎白散　治转筋病，其人臂脚直，脉上下行，微弦，转筋入腹者，此散主之。

鸡屎白为散，取方寸匕，以水六合，和，温服。

歌曰：转筋入腹脉微弦，肝气凌脾岂偶然？木畜为鸡其屎土，研来同类妙周旋。

尤在泾曰：《内经》曰：诸暴强直，皆属于风。转筋入腹者，脾土虚而肝木乘之也。鸡为木畜，其屎反利脾气，故治是病，且以类相求，则尤易入也。

蜘蛛散　治阴狐疝气，偏有小大，时时上下者，主之。

蜘蛛十四枚，熬焦　桂枝半两

上二味为散，取八分一匕，饮和服，日再。蜜丸亦可。

歌曰：阴狐疝气久难医肾囊为阴，病则气之腥臭如狐之臊也，大小攸偏或偏于左，或偏于右，一大一小也上下时时时上下，人多误解，谓病发则坠而下，病息则收而上也；熬杵蜘蛛十四个，桂枝半两恰相宜。

按：此病用桂枝，不如用肉桂力更大。

王晋三云：蜘蛛性阴而历，隐见莫测，可定幽暗之风，其功在壳，能泄下焦结气；肉桂芳香入肝，专散沉阴结疝。《四时刺逆从论》曰：厥阴滑为狐疝风。推仲景之意，亦谓阴狐疝气，是阴邪挟肝风而上下无时也。治以蜘蛛，如披郤导窾。

甘草粉蜜汤　治蛔虫病，令人吐涎，心痛发作有时，毒药不止者，主之。

甘草二两　白粉一两　白蜜四两

上三味，以水三升，先煮甘草，取二升，去滓，内粉蜜搅令和，煎如薄饼，温服一升，差即止。

歌曰：蛔虫心痛吐涎多，毒药频攻痛不瘥；一两白粉二两甘草四两蜜，煮分先后取融和。

按：铅粉性善杀虫，今杂于甘草、白蜜之中，以大甘掩其本性，所谓先诱之而后攻之也。

乌梅丸歌解见《伤寒》　治蛔厥者，其人当吐蛔，今病者静而复时烦，此为脏寒，蛔上入膈，故烦，须臾复止；得食而呕，又烦者，蛔闻食臭出，其人当自吐蛔；蛔厥者，此丸主之。

徐忠可云：黄连之苦，可以安蛔，则前甘草与蜜，何以亦能安蛔也？不知上条之蛔，因燥而上逆，致使心痛，故以白粉杀蛔为主，而加甘、蜜以润其燥。若蛔厥，未尝攻心，且蛔因脏寒而上，故以乌梅酸收，黄连苦降，以收伏降蛔为主，而加辛热追脏寒。所以一心痛而不吐蛔，一吐蛔而不心痛，此是二条大分别也。

妇人妊娠病方

桂枝汤歌见《伤寒》　治妇人得平脉，阴脉小弱，其人渴，不能食，无寒热，名妊娠，此主之。于法六十日，当有此证，设有医治逆者，却一月，加吐下，则绝之。

徐忠可云：桂枝汤表证得之，为解肌和营卫；内证得之，为化气调阴阳。时医以姜、桂碍胎戒用，汲汲以养血滋阴为事，皆不知仲景之法也。愚按：本章末三句未明，愿后之学者补续之。

桂枝茯苓丸　治妇人宿有癥病，经断未及三月，而得漏下不止，胎动在脐上者，此为癥痼害。妊娠六月动者，前三月经水利时，胎也。下血者，后断三月癥也。所以血不止者，其癥不去故也，当下其癥，宜此方主之。

桂枝　茯苓　丹皮　桃仁去尖皮，熬　芍药各等分

上五味末之，炼蜜丸如兔屎大，每日食前服一丸。不知，加至三丸。

歌曰：癥痼未除恐害胎胎动于脐下为欲落，动于脐上是每月凑集之血因癥痼之气妨害之而下漏也，胎安癥去悟新裁；桂苓丹芍桃同等，气血阴阳本末该。

受业林礼丰按：师云：妇人宿有癥病者，谓未受胎之前，本停瘀而有癥病也。经断者，谓经水净尽之后，交媾而得胎也。未及三月而得漏下不止者，谓每月凑集之血因宿昔之癥痼妨害之而下漏也。盖六月胎动者，胎之常，而三月胎动者，胎之变。然胎当居脐下，今动在脐上者，是本有癥痼在脐下逼动其胎，故胎不安而动于脐上也。因复申言之曰：前三月经水利时，胎也。下血者，后断三月衃也。衃者，谓每月凑集之血始凝而未痼也。所以血不止者，其癥不去，必害其胎。去其癥，即所以安其胎，故曰当下其癥。主以桂苓丸者，取桂枝通肝阳，芍药滋肝阴，茯苓补心气，丹皮运心血，妙在桃仁监督其间，领诸药抵于癥痼而攻之，使瘀结去而新血无伤。瘀既去，

则新血自能养胎，虽不专事于安胎，而正所以安胎也。

附子汤方见《伤寒》　治妇人怀娠六七月，脉弦发热，其胎愈胀，腹痛恶寒，少腹如扇，所以然者，子脏开故也，以此汤温其脏。

男元犀按：太阳主表，少阴主里。脉弦发热者，寒伤太阳之表也。腹痛恶寒者，寒侵少阴之里也。夫胎居脐下，与太少相连，寒侵太少，气并胞宫，迫动其胎，故胎愈胀也。腹痛恶寒，少腹如扇者，阴邪盛于内，寒气彻于外，故现出阵阵如扇之状也。然胎得暖则安，寒则动。寒气内胜，必致坠胎，故曰所以然者，子脏开故也。附子汤温其脏，使子脏温而胎固，自无陨坠之虞矣。附子汤方未见，疑是《伤寒》附子汤。

胶艾汤　治妇人有漏下者，有半产后因续下血都不绝者，有妊娠下血者，假令妊娠腹中痛，为胞阻，以此汤主之。

干地黄六两　川芎　阿胶　甘草各二两　艾叶　当归各三两　芍药四两

上七味，以水五升、清酒三升，合煮取三升，去滓，内胶令消尽，温服一升，日三服，不差更作。

歌曰：妊娠腹满阻胎胞名曰胞阻，以胞中气血虚寒，而阻其化育也，二两芎䓖草与胶；归艾各三芍四两，地黄六两去枝梢。

男元犀按：芎䓖、芍、地，补血之药也；然血不自生，生于阳明水谷，故以甘草补之；阿胶滋血海，为胎产百病之要药；艾叶暖子宫，为调经安胎之专品，合之为厥阴、少阴、阳明及冲任兼治之神剂也。后人去甘草、阿胶、艾叶，名为四物汤，则板实而不灵矣。

当归芍药散　治妇人怀妊，腹中㽲痛，此散主之。

当归　川芎各三两　芍药一斤　茯苓　白术各四两　泽泻半斤

上六味，杵为散，取方寸匕，酒和，日三服。

歌曰：妊娠㽲痛势绵绵不若寒疝之绞痛、血气之刺痛也，三两归芎润且宣；芍药一斤泽减半，术苓四两妙盘旋。

男元犀按：怀妊腹痛，多属血虚，而血生于中气。中者，土也。土过燥不生物，故以归、芎、芍药滋之；土过湿亦不生物，故以苓、术、泽泻渗之。燥湿得宜，则中气治而血自生，其痛自止。

干姜人参半夏丸　治妊娠呕吐不止，此丸主之。

干姜　人参各一两　半夏二两

上三味末之，以生姜汁糊为丸，桐子大，饮服十丸，日三服。

歌曰：呕吐迁延恶阻名妊娠呕吐，名为恶阻，胃中寒饮苦相萦；参姜一两夏双两，生姜汁糊丸古法精。

尤在泾云：阳明之脉，顺而下行者也，有寒则逆，有热亦逆，逆则饮必从之。寒逆用此方，热逆用《外台》方：青竹茹、橘皮、半夏各五两，生姜、茯苓各四两，麦冬、人参各三两，为治胃热气逆呕吐之法，可补仲师之未备。

楼全善云：余治妊阻病，累用半夏，未尝动胎，亦有故无陨之义也。

当归贝母苦参丸 治妊娠小便难，饮食如故者，此丸主之。

当归 贝母 苦参各四两

上三味末之，炼蜜丸如小豆大，饮服三丸，加至十丸。

歌曰：饮食如常小便难，妊娠郁热液因干；苦参四两同归贝，饮服三丸至十丸男子加滑石半两。

男元犀按：苦参、当归补心血清心火，贝母开肺郁而泻肺火。然心火不降，则小便短涩；肺气不行于膀胱，则水道不通。此方为下病上取之法也。况贝母主淋沥邪气，《神农本经》有明文哉。

葵子茯苓散 治妊娠有水气，身重，小便不利，洒淅恶寒，起即头眩，此散主之。

葵子一升 茯苓三两

上二味，杵为散，饮服方寸匕，日二服，小便利则愈。

歌曰：头眩恶寒水气干，胎前身重小便难；均是小便不利，前责之津干，此责之水气，水利则湿去身轻矣。不侵卫阳，则不恶寒矣；不犯清道，则亦不头眩矣。一升葵子苓三两，米饮调和病即安。

男元犀按：葵子俗人畏其滑胎，不必用之。《中藏经》五皮饮加紫苏，水煎服，甚效。

当归散　主治妇人妊娠，宜常服之。

当归　黄芩　芍药　川芎各一斤　白术半斤

上五味，杵为散，酒服方寸匕，日再服；妊娠常服即易产，胎无疾苦；产后百病悉主之。

歌曰：妊娠常服之剂，当以补脾阴为主。万物原来自土生，土中涵湿遂生生不穷；一斤芎芍归滋血血为湿化，胎尤赖之，八两术一斤芩术本脾药，今协血药而入脾土，土得湿气则生物；又有黄芩之苦寒清肺以主之，肺气利则血不滞，所以生物不息大化成。

方义歌中颇详，不再释。

白术散　主妊娠养胎方。

白术　川芎　蜀椒各三分，去汗　牡蛎

上四味，杵为散，酒服一钱匕，日三服，夜一服。但苦痛，加芍药；心下毒痛，倍加芎䓖；心烦吐痛不能食饮，加细辛一两，半夏大者二十枚，服之后，更以醋浆水服之；若呕，以醋浆水服之复不解者，小麦汁服之；已后渴者，大麦粥服之；病虽愈，服之勿置。

歌曰：胎由土载术之功，养血相资妙有䓖土以载之，血以养之；阴气上凌椒摄下胎忌阴气上逆，蜀椒具纯阳之性，阳以阴为家，故能摄上焦之热而下降，蛎潜龙性得真诠牡蛎水气所结，味咸性寒，寒以制热燎原，咸以导龙入海。

此方旧本三物各三分，牡蛎阙[①]之。徐灵胎云：原本无分两。按方下云日三服、夜一服者，牡蛎用一分可也。

加减歌曰：苦痛芍药加最美，心下毒痛倚芎是；吐痛不食心又烦，加夏廿枚一细使；醋浆水须服后吞，若还不呕药可止；不解者以小麦煮汁尝，已后渴者大麦粥喜；既愈常服勿轻抛，壶中阴阳大燮理[②]。按：程云来云：以大麦粥调中补脾，故服之勿置，非指上药常服也。此解亦超。

方义已详歌中，不再释。

妇人产后方

小柴胡汤歌见《伤寒》　产妇郁冒，其脉微弱，呕不能食，大便反坚，但头汗出。所以然者，血虚而厥，厥而必冒。冒家欲解，必大汗出，以血虚下厥，孤阳上出，故头汗出。所以产妇喜汗出者，亡阴血虚，阳气独盛，故当汗出，阴阳乃复。大便坚，呕不能食，小柴胡汤主之。

孙男心兰按：产妇脉微弱者，血虚也。血虚而阴不维阳，则为孤阳；阳独行于上，则头汗出而冒；阳不及于下，则下厥；阳郁阴伤，无以养肠胃，故大便

① 阙：通“缺”。
② 燮理：协调治理

坚；阴阳不和，扰动于中，故作呕而不能食。盖血虚无以作汗，故郁冒不得从汗而解也。治之者，当审其病情，以冒家欲解，既不得从头汗而泄，必得大汗而解者，以小柴胡汤发之，使阳从汗泄，则郁开则阴阳和矣。此损阳就阴法也。

大承气汤见《伤寒论》　治病解能食，七八日更发热者，此为胃实，宜此汤主之。

当归生姜羊肉汤歌见寒疝　治产后腹中疞痛者。

枳实芍药散　主产后腹痛，烦满，不得卧者。

枳实烧令黑，勿太过　芍药等分

上二味，杵为散，服方寸匕，日三服；并主痈脓，大麦粥下之。

歌曰：满烦不卧腹疼频，枳实微烧芍等平；羊肉汤方应反看彼治虚痛，此治实痛。散调大麦粥稳而新。

男蔚按：枳实通气滞，芍药通血滞，通则不痛，人所共知也。妙在枳实烧黑，得火化而善攻停积；下以大麦粥，和肝气而兼养心脾，是行滞中而寓补养之意，故痈脓亦主之。

下瘀血汤　治产妇腹痛，法当以枳实芍药散，假令不愈者，此为腹中有瘀血着脐下，宜此汤；亦主经水不利。

大黄三两　桃仁二十个　䗪虫二十枚，去足，熬

上三味末之，炼蜜和为四丸，以酒一升煮一丸，取八合，顿服之。新血下如豚肝。各本略异。

歌曰：脐中着痛瘀为殃，廿粒桃仁三两黄；更有䗪虫二十个，酒煎大下亦何伤？

男元犀按：服枳实、芍药而不愈者，非积停不通，是瘀结不散，用此方攻之。方中大黄、桃仁能推陈下瘀；䗪虫之善攻干血，人尽知之；妙在桃仁一味，平平中大有功力。郁血已败而成瘀，非得生气不能流通。桃得三月春和之气，而花最鲜明似血，而其生气皆在于仁，而味苦又能开泄，故直入血中而和之散之，逐其旧而不伤其新也。

大承气汤　治产后七八日，无太阳症，少腹坚痛，此恶露不尽；不大便，烦躁发热，切脉微实，再倍发热，日晡时烦躁者，不食，食则谵语，至夜即愈，宜此汤主之。热在里，结在膀胱也。

孙男心典按：无太阳症者，外无病也。脉微实、烦躁发热、食则谵语者，胃热也。恶露不尽者，主太阳之气随经也。盖膀胱接胃，连于少腹，血结其所，热聚其中，宜此汤以下瘀除热。

阳旦汤　治产后中风续续数十日不解，头微疼，恶寒，时时有热，心下闷，干呕汗出，虽久阳旦症续在者，可与之。即桂枝汤增桂加附。坊本谓加黄芩者，未知《伤寒论》太阳篇中已明其方，孙真人及各家俱误。桂枝汤见《伤寒论》。

男元犀按：头痛发热、恶寒汗出，太阳表症也。心下闷者，太阳水邪弥漫心下而作闷也。阳旦汤即桂枝汤倍桂枝加附子。虽产后数十日不解，其邪仍在于太阳之经，故仍用桂枝汤解太阳之表邪，加桂以化膀胱之水气，加附子以温固水脏，使经脏气化，则内外之邪出矣。《伤寒论》桂枝加附子，治漏汗；加桂，治气从少腹上冲心；去芍，治胸满，俱有明文可据。孙真人以桂枝汤加黄芩为阳旦汤，其意以心下闷为热气，误矣。夫有热气，则当心烦，今曰心下闷，则非热可知矣。况微恶寒时时有热，干呕汗出，为太阳桂枝汤之的症。盖太阳底面便是少阴，续续至数十日不解，显系少阴之君火微，而水寒之气盛，寒气上凌阳位，是以为心下闷之苦。故取桂枝汤增桂以扶君主之阳，加附子以镇水阴之逆，使心阳振，水脏温，则上逆之阴邪，不攻而自散矣。

竹叶汤　治产后中风，发热，面正赤，喘而头痛者，此汤主之。

竹叶一把　葛根三两　防风　桔梗　桂枝　人参　甘草各一两　附子一枚，炮　生姜五两　大枣十五枚

上十味，以水一斗，煮取二升半，分温三服，温覆使汗出。

颈项强，用大附子一枚，破之如豆大，前药扬去沫。呕者，加半夏半升洗。

歌曰：喘热头疼面正红势欲成痉，一两防桔桂草参同同用一两；葛根三两生姜五两附枚一，枣十五枚竹叶一把充。

加减歌曰：颈项强用大附抵，以大易小不同体；呕为气逆更议加，半夏半升七次洗。

程云来云：证中未至背反张，而发热面赤头痛，亦风痉之渐。故用竹叶主风痉，防风治内痉，葛根疗刚痉，桂枝治柔痉，生姜散风邪，桔梗除风痹，辛以散之之剂也；又佐人参生液以养筋，附子补火以致水，合之甘草，以和诸药，大枣以助十二经。同诸风剂，则发中有补，为产后中风之大剂也。

竹皮大丸　治妇人乳中虚，烦乱呕逆，安中益气。

生竹茹　石膏各二分　桂枝　白薇各一分　甘草七分

上五味末之，枣肉和丸弹子大，饮服一丸，日三夜二服。有热，倍白薇；烦喘者，加柏实一分。

歌曰：呕而烦乱乳中虚谓乳子之时，气虚火胜，内乱而上逆也，二分石膏与竹茹；薇桂一分兮草七分，枣丸饮服效徐徐。

加减歌曰：白薇退热绝神异，有热倍加君须记；柏得金气厚且深，叶叶西向归本位；实中之仁又宁心，烦喘可加一分饵。

男元犀按：血者，中之所生也；乳者，血之所变也。血虽生于中焦，尤藉厥少之气传变而为乳。乳中虚者，谓乳子去汁过多而致虚也。中虚无血奉心则烦，心神不安则乱，阳气上升则呕。逆者，呕之甚也。用竹皮大丸者，以竹茹降逆止呕，白薇除热退烦，石膏通乳定乱，重用甘草、大枣定安中焦以生津液，血无阳气不运，妙以桂枝一味，运气血奉心通乳，则呕逆止而中即自安，烦乱退而气即自益矣。复申明其立方之本意曰安中益气。竹皮大丸，神哉！

白头翁加甘草阿胶汤　治产后下利虚极者，此汤主之。

白头翁　阿胶　甘草各二两　黄连　黄柏　秦皮各三两

上五味，以水七升，煮取三升，去滓，入阿胶，更上微火煎胶烊消，取二升，温服一升，不愈，更服一升。

歌曰：白头方见《伤寒》歌，二两阿胶甘草和，产后利成虚已极；滋阿胶救其阴而且缓甘草缓其急莫轻过。

男元犀按：产后去血过多，又兼下利亡其津液，其为阴虚无疑，兹云虚极，理宜大补，然归、芎、芍、地则益其滑而下脱，参、术、桂、芪则动其阳而上逆，皆为禁剂。须知此“虚”字，指阴虚而言，与少阴证阴气欲绝同义。少阴证与大承气汤急下以救阴，与此证与白头翁大苦以救阴同义。此法非薛立斋、张景岳、李士材辈，以甘温为主、苦寒为戒者所可窥测。尤妙在加甘草之甘，合四味之苦，为苦甘化阴法；且久利膏脂尽脱，脉络空虚，得阿胶之滋润，合四味之苦以坚之，则源流俱清，而利自止。

附　　方

《千金》三物三黄汤[1]　治妇人在草蓐，自发露得风，四肢苦烦热，头痛者，与小柴胡汤；头不痛但烦者，此汤主之。

黄芩一两　苦参二两　干地黄四两

上三味，以水六升，煮取二升，温服一升，多吐下虫。

歌曰：妇人发露得风伤，头不痛兮证可详；肢苦但烦芩一两，地黄四两二苦参良。

受业林礼丰按：《千金》云：妇人在草蓐，是新产时也。新产血虚，厥阴主血，血虚则厥阴之相火动，火动则毛窍开。因自发去衣被，露其身体，风邪遂乘虚而袭焉。夫风为阳邪，四肢为诸阳之本，两阳相搏，故四肢苦烦热也。头痛者，风邪从脏而干于腑，有欲外出之象，故与小柴胡汤达之，使其从枢以外出也。头不痛但烦者，风邪内郁，扰动心包之热，心包火炽，血液必伤，故主以三黄汤。取地黄之甘寒多液者，补阴血之虚；黄芩、苦参之苦寒者，泻心包之热，使火平而风熄，阴复则肝宁，何有四肢苦烦热之病哉？且心包有热，必挟风木而生虫，故方下云：服后多吐下虫。

---

① 《千金》三物三黄汤：《金匮要略》原文作“《千金》三物黄芩汤”。

《千金》内补当归建中汤　治产后虚羸不足，腹中刺痛不止，吸吸少气，或苦少腹急摩痛引腰背，不能饮食；产后一月，日得服四五剂为善，令人强壮宜。

当归四两　桂枝三两　芍药六两　生姜三两　甘草二两　大枣十二枚

上六味，以水一斗，煮取三升，分温三服，一日令尽。若大虚，加饴糖六两，汤成纳之，于火上暖令饴消。若去血过多，崩伤内衄不止，加地黄六两，阿胶二两，合八味，汤成纳阿胶。若无当归，以芎䓖代之。若无生姜，以干姜代之。

歌曰：补中方用建中汤，四两当归去瘀良；产后虚羸诸不足，调荣止痛补劳伤。

加减歌曰：服汤行瘀变崩伤，二两阿胶六地黄；若厥生姜宜变换，温中止血宜干姜；当归未有川芎代，此法微茫请细详。

受业林礼丰按：产后吸吸少气，不能饮食者，病在太阳也。腹中刺痛不止，或苦少腹急摩痛引腹背者，病在厥阴也。病属虚羸不足，故用桂枝汤倍芍，以助脾气之输；而刺痛牵引，乃血瘀滞着，故用当归以通凝聚之瘀，使脾气有权而得上输下转之力。故产后一月，日得服四五剂为善也。令人强壮宜者，得补益之功也。加饴糖者，以中土大虚，故用稼穑之味，以补中焦之气血。若去血过多，崩伤内衄不止，则血海空虚，阴气失守，故加地黄、阿胶之重浊味厚者以养阴。名之曰内补者，以产后虚羸，病偏于内也。古圣之方，无微不到，神乎！神乎！

妇人杂病方

小柴胡汤歌解见《伤寒》　治妇人中风，七八日续来寒热，发作有时，经水适断者，此为热入血室，其血必结，故使如疟状，发作有时，此汤主之。

半夏厚朴汤　治妇人咽中如有炙脔者，此汤主之。

半夏一升　厚朴三两　茯苓四两　生姜五两　苏叶二两

上五味，以水一斗，煮取四升，分温四服，日三夜一服。

歌曰：状如炙脔贴咽中，却是痰凝气不通；半夏一升茯四两，五两生姜三两厚朴二两苏叶攻。

男元犀按：咽喉者，高之极；小腹者，下之极。炙脔贴于咽中者，病在上；奔豚起于小腹者，病在下，俱属于气，但其病有上下之分。盖妇人气郁居多，或偶感客邪，依痰凝结，窒塞咽中，如有炙脔状，即《千金》所谓咽中帖帖状，吞之不下，吐之不出者，今人名曰梅核气是也。主以半夏厚朴汤者，方中以半夏降逆气，厚朴解结气，茯苓消痰，尤妙以生姜通神明，助正祛邪，以紫苏之辛香，散其郁气，郁散气调，而凝结焉有不化者哉？后人以此汤变其分两，治胸腹满闷呕逆等证，名七气汤，以治七情之病。

甘麦大枣汤　治妇人脏躁，悲伤欲哭，象如神灵所作，数欠伸，此汤主之。

甘草三两　小麦一升　大枣十枚

上三味，以水六升，煮取三升，分温三服。亦补脾气。

歌曰：妇人脏躁欲悲伤，如有神灵太息长数欠伸；小麦一升三两草，十枚大枣力相当。

魏念庭云：世医竟言滋阴养血，抑知阴盛而津愈枯，阳衰而阴愈躁。此方治脏躁大法也。

小青龙汤

泻心汤　治妇人吐涎沫，医反之下，心下即痞。当先治其吐涎沫，小青龙汤主之；涎沫止，乃治痞，泻心汤主之。

按：二方解见《伤寒论浅注》，不再释。

温经汤　治妇人年五十所，病下利数十日不止，暮即发热，少腹里急，腹满，手掌烦热，唇口干燥，此属带下。何以故？曾经半产，瘀血在少腹不去。何以知之？其证唇口干燥，故知之，当以此汤主之。

吴茱萸三两　当归　芎䓖　芍药　人参　桂枝　阿胶　丹皮　甘草各二两　生姜三两。一本二两　半夏半升。一本一升　麦冬一升

上十二味，以水一斗，煮取三升，分温三服。亦主妇人少腹寒，久不受胎；兼治崩中去血，或月水来多，及至期不来。

歌曰：温经芎芍草归人，胶桂丹皮二两均八物各二两；半夏半升麦冬倍用，生姜吴茱萸三两对君陈。

男元犀按：方中当归、芎䓖、芍药、阿胶，肝药也；丹皮、桂枝，心药也；吴茱萸，肝药亦胃药也；半夏，胃药亦冲药也；麦门冬、甘草，胃药也；人参补五脏，生姜利诸气也。病在经血，以血生于心，藏于肝也，冲为血海也。胃属阳明，厥阴冲脉丽[①]之也。然细绎方意：以阳明为主，用吴茱萸驱阳明中土之寒，即以麦门冬滋阳明中土之燥，一寒一热，不使偶偏，所以谓之温也；用半夏、生姜者，以姜能去秽而胃气安，夏能降逆而胃气顺也；其余皆相辅而成温之之用，绝无逐瘀之品。故过期不来者能通之，月来过多者能止之，少腹寒而不受胎者并能治之，统治带下三十六病，其神妙不可言矣。

土瓜根散　治带下经水不利，少腹满痛，经一月再见者，此散主之。

土瓜根　芍药　桂枝　䗪虫各三分

上四味，杵为散，酒服方寸匕，日三服。

歌曰：带下端由瘀血停不能如期而至，以致少腹满痛，月间再见既瘀而不行，则前经未畅所行，不及待后月正期而至，故一见再见不循经经，常也，言不循常期也；䗪瓜桂芍均相等，调协阴阳病自宁。

---

① 丽：系，此为相联系。

男元犀按：此条单指经水不利之带下病也。经者，常也。妇人行经，必有常期。尤云：血满则行，血尽复生，如月之盈亏，海之潮汐，必定应期而至，谓之信。此云经水不利，一月再见者，乃蓄泄失常，则有停瘀之患也。然瘀既停，必着少腹之间作满而痛也。立土瓜根散者，为调协阴阳，主驱热通瘀之法。方中桂枝通阳，芍药行阴，使阴阳和，则经之本正矣；土瓜根驱热行瘀，䗪虫蠕动逐血，去其旧而生新，使经脉流畅，常行不乱也。

旋覆花汤歌见积聚　治妇人得革脉，则半产漏下。

犀按：旋覆花汤，《金匮》中两见：一治积聚症，以通肝着之气；一治妇人杂病症，以化弦芤为革之脉。若革脉不化，则必半产漏下，但此方非谓漏下时始用耳。

胶姜汤方阙。或云：即是干姜、阿胶二味煎服。林云：即是胶艾汤。《千金》胶艾汤亦可取用。治妇人陷经、漏下黑不解者，主之。

歌曰：胶姜方阙症犹藏，漏下陷经黑色详；姜性温提胶养血，刚柔运化配阴阳。

道光四年，闽都阃[①]府宋公，其三媳妇产后三月余，夜半腹痛发热，经血暴下鲜红，次下黑块，继有血水，崩下不止，均有三四盆许，不省人事，牙关紧

① 阃（kǔn 捆）：城门。

闭，挽余诊之。时将五鼓矣，其脉似有似无，身冷面青，气微肢厥。予曰：血脱当益阳气。用四逆汤加赤石脂一两，煎汤灌之，不差；又用阿胶、艾叶各四钱，干姜、附子各三钱，亦不差。沉思良久，方悟前方用干姜守而不走，不能导血归经也，乃用生姜一两，阿胶五钱，大枣四枚。服半时许，腹中微响，四肢头面有微汗，身渐温，须臾苏醒，自道身中疼痛。余令先与米汤一杯，又进前方，血崩立止，脉复厥回。大约胶姜汤，即生姜、阿胶二味也。盖阿胶养血平肝，去瘀生新，生姜散寒升气，亦陷者举之，郁者散之，伤者补之，育之之义也。

大黄甘遂汤 治妇人少腹满如敦状，小便微难而不渴，此为水与血俱结在血室也，此汤主之。

大黄四两 甘遂 阿胶各二两

上三味，以水三升，煮取一升，顿服，其血当下。

歌曰：小腹敦形敦音对，古器也。《周礼》槃以乘血，敦以乘食，小腹高起之状相似也。小腹，胞之室也。胞为血海，其满大为蓄血也小水难小水难而不渴，亦蓄水也，水同瘀血两弥漫结在血室；大黄四两遂胶二，顿服瘀行病自安。

男元犀按：方中大黄攻血蓄，甘遂攻水蓄，妙得阿胶本清济之水，伏行地中，历千里而发于古东阿县之井，此方取其以水行水之义也。《内经》谓：济水内合于心。用黑骡皮煎造成胶，以黑属于肾，水能济火，火熄而血自生，此方取其以补为通之义也。然甘遂似当减半用之。

抵当汤歌解见《伤寒》　治妇人经水不利下者，主之。

男元犀按：妇人经水不利下，脉证俱实者，宜此方，否则当养其冲任之源。不可攻下。

矾石丸　治妇人经水闭不利，脏坚癖不止，中有干血，下白物者，主之。

矾石三分，烧　杏仁一分

上二味末之，炼蜜为丸枣核大，内脏中，剧者再内之。

歌曰：经凝成癖闭而坚，白物时流岂偶然？蓄泄不时，胞宫生湿，湿复生热，所积之血，转为湿热所腐，而白物时时自下。矾石用三分杏一分，服时病去不迁延。

尤在泾云：脏坚癖不止者，子脏干血，坚凝成癖而不去也。干血不去，则新血不荣，而经闭不利矣。由是蓄泄不时，胞宫生湿，湿复生热；所积之血转为湿热所腐，而成白物，时时自下，是宜先去其脏之湿热。矾石却水除热，合杏仁破结润干血也。

红蓝花酒　治妇人六十二种风，腹中血气刺痛者，主之。

红蓝花一两

上一味，酒一大升，煎减半，顿服一半，未止，再服。

歌曰：六十二风义未详，腹中刺痛势徬徨；治风先要行其血，一两蓝花酒煮尝。

《浅注》引张隐庵《侣山堂类辩》甚妙，不再释。

当归芍药散方歌见妊娠　治妇人腹中诸疾痛者，此方主之。

犀按：妇人腹中诸疾痛者，不外气郁、血凝、带下等症。用当归芍药散者，以肝为血海，遂其性而畅达之也。方中归、劳入肝，解郁以伸木；芍、泽散瘀而行水；白术培土养木；妙在作散以散之，酒服以调之，协诸药能通气血，调荣卫，以顺其曲直之性，使气血和，郁滞散，何患乎腹中诸疾痛不除？

小建中汤歌解见《伤寒》　治妇人腹中痛，此主之。

元犀按：妇人腹中痛主以建中汤者，其意在于补中生血，非养血定痛也。盖血无气不生，无气不行，得建中之力，则中气健运，为之生生不息，即有瘀痛者，亦可平之。

肾气丸　治妇人病，饮食如故，烦热不得卧，而反倚息，名曰转胞，不得溺也。以胞系了戾，故致此病，此方主之。

干地黄八两　山药　山茱萸各四两　茯苓　丹皮　泽泻各三两　附子一枚，炮　桂枝一两

上八味末之，炼蜜和丸梧子大，酒下十五丸，加

至二十丸，日再服。

歌曰：温经暖肾整胞宫，丹泽苓三地八融；四两萸薯桂附一，端教系正肾元充。

男元犀按：胞为血海，与膀胱并列于脐下，俱悬空之腑，其气相通，全赖肾气充溢于其间，其胞系乃正。若肾气不充，则胞系了戾，胞系了戾，必不得溺矣。是病虽在胞，其权则专在肾也，故以肾气丸主之。方中地黄、山药固肾脏之阴，山茱萸、附子补肾脏之阳，桂枝化腑气，茯苓行水道，妙在泽泻形圆善转，俾肾气旺，则能充于胞而系自正，系正则小便不利者而可利矣。又主虚劳腰痛、少腹拘急、小便不利者。以腰为肾之外腑，肾司开合，主骨髓，为作强之官，与膀胱相表里。若少阴精气虚，不能主骨，则腰痛；少阴阳气虚，不能通腑，则少腹拘急，小便不利。本方补益真阴，蒸动水气，使阴平阳秘，开合之枢自如，故能治虚劳之病，然小便自利者，不宜服之，以其渗泄而更劫阴也。

蛇床子散　治妇人阴寒，温阴中坐药，此散主之。

蛇床子

上一味末之，以白粉少许和合，相得如枣大，绵裹内之，自然温。

狼牙汤　治少阴脉滑而数者，阴中即生疮，阴中蚀疮烂者，此汤主之。

狼牙三两

上一味，以水四升，煮取半升，以绵缠箸如茧，浸汤沥阴中，日四遍。

歌曰：胞寒外候见阴寒，纳入蛇床佐粉安，此温胞益阳外治之善法，为肾气丸之佐也。更有阴中疮䘌[①]烂者乃湿热不洁而生䘌也，狼牙三两洗何难？除湿热杀虫，如无狼牙草，以狼毒代之。

膏发煎歌见黄疸　治胃气下泄，阴吹而正喧，此谷气之实也，此主之。阴吹，阴中出声，如大便矢气之状。

小儿疳虫蚀齿方

雄黄　葶苈

上二味末之，取腊月猪脂，熔以槐枝，绵裹头四五枚，点药烙之。

歌曰：忽然出此小儿方，本治疳虫蚀齿良；葶苈雄黄猪脂点烙，阙疑留与后推详。

犀按：虫有大小之别，随生处而异其形，总不离于风火湿，挟厥阴之气化所生也。小儿疳虫病者，多由母氏乳少，多饲以火燥干粮助火之品，致小儿烦啼不已，动其心包之火，火动必熏灼于肝，蒸郁从风木化而为虫，夫虫乃有情之物，食有情之血，乱有情之心脏，起伏无定，妖妄作祟。故其证烦热多汗，面青腹胀，喜食辛燥之味。又有蚀虫（蚀者，食虫也），其形不一，小者名寸白虫，主风木之气郁于中土所生也；

① 䘌（nì 匿）：虫食病。

大者为蚀虫，乃宿食所化也。有下蚀者，本心包之火协三焦蕴热而成，着于前后二阴，名曰阴蚀，小如线，色白，抑或湿热下注，兼以房事相侵，致阴中蚀烂，名曰蚀疮。三者皆能使人咽干而阴中痛痒。有蚀齿者，生于齿缝齿龈，小如丝发，疼痛难忍，或名齿蛇，或名牙疳，能穿肉入骨。此症本于外感未解，邪火协心火薰灼而成。有小鱼虫者，如盆鱼子初生之小，有两目，有生足者，有无足者，吐出时如鱼子动游状，此乃胸气不布，痰饮协木气所生，故肝着症久而不愈，多生红蚀。亦有眼目多坏，有鼠妇虫者，形如小鼠妇，背有鳞甲，色微赤，有头足眼目，吐出能跳跃，此受恶浊异气、酒性郁怒合化而生。然虫症虽多，而仲师之方未有不备也。今举小儿疳病治法，意以补土清金，使天气降而热气消，则土润叶茂矣。近医知为疳病，不辨寒热实虚，多用毒药杀虫，而不知其愈杀愈生也，本方用雄黄、葶苈、猪脂、槐枝，主通气行血之品，点药烙之，如打摩之法，去积聚，调气血，点之亦即熏之之法也。后人有神照法，从《内经》马膏桑钩方及此方套出。